健康膳食知多少

（第二版）

汪曙晖 汪东风 / 编著

化学工业出版社

·北京·

内容简介

《健康膳食知多少》是细化落实《"健康中国 2030"规划纲要》,针对广大老百姓日益增长的对健康膳食知识的需要,采用通俗易懂的语言编写的科普读物。

《健康膳食知多少》以健康膳食、食品营养与健康为主题,从食品营养的基本知识、膳食营养与健康、饮食习惯与营养和特定人群的食品营养等方面,以一问一答的方式就人们关心的食品营养问题进行了介绍。

本书对提高老百姓的健康膳食和食品营养知识水平,正确认识膳食对健康的重要性,改善不良膳食习惯等都有重要的参考作用。

图书在版编目(CIP)数据

健康膳食知多少/汪曙晖,汪东风编著. —2版. —北京:化学工业出版社,2021.7(2023.1重印)
ISBN 978-7-122-39196-4

Ⅰ.①健⋯ Ⅱ.①汪⋯ ②汪⋯ Ⅲ.①膳食营养-基本知识 Ⅳ.①R151.4

中国版本图书馆CIP数据核字(2021)第096860号

责任编辑:赵玉清　李建丽　　　　　　　　装帧设计:李子姮
责任校对:宋　玮

出版发行:化学工业出版社(北京市东城区青年湖南街13号　邮政编码100011)
印　　装:北京建宏印刷有限公司
710mm×1000mm　1/16　印张11¾　字数117千字　2023年1月北京第2版第3次印刷

购书咨询:010-64518888　　　　　　　　售后服务:010-64518899
网　　址:http://www.cip.com.cn
凡购买本书,如有缺损质量问题,本社销售中心负责调换。

定　　价:49.80元　　　　　　　　　　　版权所有　违者必究

序 言

食品在人们生活中占有重要地位，民以食为天！一个好的食品应具有三个属性：安全性、营养性和享受性。也就是说，一个食品不仅要好看好吃，让老百姓喜爱，还要有营养性和安全性。随着人们生活水平和健康意识的提高，人们在关心食品口感的同时，日益对食品的营养和安全给予了极大关注。老百姓对"什么是酸性食物和碱性食物"，"吃粗粮比精粮营养全面吗"，"药膳是怎么回事，真可以吃出保健功能来"，"孕妇的饮食要注意什么"等健康饮食和食品营养等方面的问题十分关心。

如何做到食品既可口营养，又安全健康？这涉及多个方面的问题。除政府相关部门要加强监管和企业要加强诚信及科学加工外，提高消费者的健康饮食和食品营养等方面认知水平也有极重要的作用。因为通过相关健康饮食和食品营养等方面知识的普及推广，可提高老百姓正确选择食品的能力，同样通过相关食品知识的普及推广，可提高公众科学饮食、健康饮食及食品营养保健的意识。

众所周知，我国大部分地区早已摆脱了食物匮乏，进入可随意选购琳琅满目食品的年代，但由于缺乏科学饮食、健康饮食意识，膳食不平衡造成了某些疾病如心血管病、糖尿病及肥胖等。因此，针对老百姓关心的食品问题，用通俗易懂的文字，编著成册出版，可极大地满足老百姓的需要，促进百姓健康。

本书以食品营养与健康为主题，从食品营养的基本知识、膳食营养与健康、饮食习惯与营养和特定人群的营养等方面，以一问一答的方式就人们关心的食品营养问题进行了介绍。这对提高老百姓的食品营养知识水平，正确认识膳食对健康的重要性，改善不良饮食习惯等有重要的作用。

本书作者都是多年从事食品科学，尤其是食品营养方面的研究及教学的专家教授，他们广泛收集了老百姓在食品营养方面的问题，利用空余时间编写了这本小册子。我相信这本小册子的出版对提高我国公众的科学饮食、健康饮食意识和提高公众健康水平等，将有重要的作用。特此作序以资鼓励。

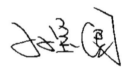

前　言

　　人体的生长发育需要多种营养，如水、糖类、蛋白质、脂类、矿物质、维生素等，如果哪类营养素不足或某种必需成分缺乏，人体的生长发育就会受到影响甚至得病。营养的重要性及保健食品或营养强化食品的预防疾病和促进健康的功能，已被越来越多的科学研究所证实。科学合理的饮食及生活方式与预防癌症、心脏病、糖尿病、骨质疏松症及其他一些慢性疾病等都有关。因此，随着工业化、城镇化、老龄化、疾病谱变化、生活节奏与饮食结构变化及人们生活水平和健康意识的提高，膳食营养与健康等问题已成为老百姓茶余饭后最为关心的话题。

　　为满足老百姓对健康饮食和食品营养知识的需求，提高公众的科学饮食、健康饮食意识，促进人们的身体健康，根据国务院2019年7月15日发布的《国务院关于实施健康中国行动的意见》，以努力提高居民健康饮食知识知晓率为目标，我们编写了以健康饮食、食品营养与健康为主题的科普读物。本科普读物包含食品营养的基本知识、膳食营养与健康、饮食习惯与营养和特定人群的食品营养、食品知识等方面，在《健康饮食知多少》初版基础上，进行完善、补充，仍以一问一答的方式就人们关心的健康饮食、食品营养与健康等问题进行了解答。全书由汪曙晖博士和汪东风教授编写。

本书作者在老百姓的健康饮食、食品营养与健康等问题的归纳提炼、解答问题的文字表述等方面几易其稿，根据《健康饮食知多少》部分作者及化学工业出版社对本书编写的意见，进行了修改完善，北京工商大学李宁博士参与书稿内容审校。

由于时间较紧，水平有限，难免在健康饮食、食品营养与健康等问题的归纳提炼、文字表述等方面还有不妥之处，欢迎读者批评指正。

汪曙晖

2021-03-30

目 录

第二部分：膳食与营养　39

第三部分：饮食习惯与营养   71

第四部分：特定人群的营养问题 125

第一部分：
食品营养基本常识

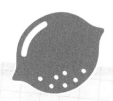

1. 什么叫食品营养？

答：食品是指各种供人食用或者饮用的成品和原料，但是不包括以治疗为目的的物品，食品是人体获得所需热能和营养素的最主要来源。人体在摄取食物后要对食物中的成分进行消化、吸收、代谢，来获取机体构建组织器官、调节各种生理功能所需物质和能量，以维持生命和正常生长发育、进行身体活动和免疫防病等。营养素则是该过程中所需要的物质和能量的成分，是维持人或动物体组织更新和各种生理功能正常进行的物质基础。食品营养就是指人体从食品中所能获得的热能和营养素的总称。

（汪曙晖，徐玮）

2. 人体必需的营养素有哪些？ 如果营养不均衡有哪些害处？

答：人体必需营养素常指人体生长发育必需，且体内不能合成或合成不足的营养素。人体必需的营养素有六种或称六类：水、糖类、蛋白质、脂类、矿物质和维生素。这些营养素必须通过食物摄入来满足人体需要。其中蛋白质、脂类和糖类不仅是构成机体的成分，还可以提供能量。人体必需的矿物质包括钙、磷、钠、钾、镁、氯、硫等必需常量元素和铁、碘、锌、硒、铜、铬、钼、钴等微量元素。维生素可分为脂溶性维生素和水溶性维生素。除了这些营养素外，水也是人体必需的。另外，膳食纤维等对维持健康也是必要的。

随着生活节奏的加快和快餐食品的普及，营养均衡问题日益重要。不少人认为经济发达了，生活水平提高了，营养就跟得上了；还有人认为饿了就吃，喜欢吃什么就吃什么，没有意识到营养均衡问题。营养不均衡的不利之处主要包括：

① 某种营养素摄入过多。有些多余的营养素随着人体新陈代谢，不被吸收就排出去了，这不仅造成了浪费而且会加重体内脏器的负担。比如，蛋白质类食物，如果摄食过多，因其在

体内不能储存，过量的蛋白质在体内需要代谢成尿素而排出体外，增加了肾脏的负担，对那些肾功能较弱的人来说，存在危险。

② 能量摄入超标。产生过多能量的营养素摄入超标，势必造成多余的能量以脂肪的形式在体内蓄积，造成体重超标和肥胖，从而增加患代谢综合征的风险。

③ 有些营养素缺乏，造成代谢失常，影响生长发育。长期缺少蔬菜、水果的摄入，将使人体缺乏维生素类营养素，严重时会影响生长发育。

提倡营养均衡，一要做到各种营养素种类上的平衡，二要做到各种营养素量上的合理。其实就是要求我们在日常饮食生活中要做到膳食平衡，好东西也不能过量食用，否则不利于健康，也不利于可持续发展。另外，对普通居民而言，通过膳食平衡是实现营养均衡最为有效的办法。

（汪曙晖）

3. 标准体重如何计算？

答：体重控制是健康管理的基础，大多家庭都有一个体重秤，以把握家人的体重情况。那么体重多少是标准的？不同生理年龄的人群，标准体重的计算方法也不同，这里所指的标准体重是指成人的标准体重。目前成人标准体重的计算方法主要有如下两种：

(1) **身高 - 体重指数**：标准体重 / 千克 = 身高 / 厘米 –105，该方法简便易行，也比较适合于亚洲人的体形特征，所以可作为简易的判定标准；也有专家提出利用以下公式进行计算：标准体重 / 千克 =（身高 / 厘米 –100）× 0.9。如身高为 170 厘米，则标准体重为 65 千克或 63 千克。凡是超过标准体重 10% 者为偏重，超过标准体重 20% 以上者为肥胖；低于标准体重 10% 者为偏瘦，低于标准体重 20% 者为消瘦。

(2) **BMI 指数**：BMI 指数亦即体质指数，BMI = 体重（千克）/ 身高 ^{2}（米 ^{2}）。这个标准是指一个较为宽泛的体重范围，不同国家和地区所推荐的正常的 BMI 范围有所不同，世界卫生组织（WHO）的建议标准范围为 18.5 ～ 24.9，大于 25 者为超重，大于 30 者为肥胖。但是该标准并不适合于亚洲人群，我国推荐的判定标准范围为：大于 24 为超重，大于 28 为肥胖。如身高 170 厘米，体重 80 千克，则 BMI 指数为 27.68，已严重超重并接近肥胖了。

（王玉明）

4. 膳食营养素参考摄入量 (DRIs) 是什么？有何意义？

答：膳食营养素参考摄入量（dietary reference intakes，简称 DRIs）是为保证正常人群身体健康而提出的判别膳食中营养素水平的指标，也可以作为人们为取得良好营养状况而设计的膳食营养目标。DRIs 是进一步考虑到人们的饮食习惯、食物生产、社会发展、疾病谱的变化和个体对营养素需要量的差异等多方面因素而制定的，因此不同国家和地区 DRIs 可能不同。DRIs 包括 4 项内容：平均需要量（EAR）、推荐摄入量（RNI）、适宜摄入量（AI）和可耐受最高摄入量（UL）。

平均需要量是根据个体需要量的研究资料制定的，可以满足某一特定性别、年龄及生理状况群体中 50% 个体需要量的摄入水平。

推荐摄入量是指可以满足某一特定性别、年龄及生理状况群体中绝大多数（97% ～ 98%）个体需要量的平均摄入水平。

适宜摄入量是指通过观察或实验获得的健康人群中某种营养素的摄入量。当个体需要量的研究资料不足不能计算平均需要量，因而不能求得推荐摄入量时，可设定适宜摄入量来代替推荐摄入量。

可耐受最高摄入量是指平均每日允许摄入某营养素的最高量。这个量一般不损害人群健康。

人体每天都需要从膳食中获得一定量的各种必需营养成分。当某一个人群的平均摄入量达到平均需要量的水平时，该人群中便有半数个体的需要量可以得到满足；当摄入量达到推荐摄入量水平时，一般不会发生缺乏现象；摄入量在推荐摄入量和可耐受最高摄入量之间是一个安全摄入范围，一般也不会发生缺乏现象和中毒；当摄入量超过可耐受最高摄入量水平时，如果再继续增加，那么产生毒副作用的可能性也随之增加。

DRIs 是一个国家和地区指导国民饮食营养与保障国民健康最为基本的数据指南。我国 DRIs 还在不断完善中。

（王玉明）

5. 食品营养标签是什么？

答：食品营养标签是预包装食品标签上向消费者提供食品营养信息和特性的说明，包括营养成分表、营养声称和营养成分功能声称。食品营养标签是预包装食品标签的一部分。营养素参考值（NRV）是专用于食品营养标签，用于比较食品营养成分含量的参考值。NRV 适用于所有预包装食品的营养标签，但 4 岁以下的婴幼儿食品和孕妇食品的标签除外。居民在日常饮食过程中需要把握各种营养素和能量的摄入量，对于未加工食品，通常可以通过查阅食物成分表来进行计算，但是对于已加工食品，消费者便很难查询到相关信息。食品营养标签就是在这样的背景下产生的。它在外包装上描述了各种加工食品的热能和营养素含量，对营养成分信息和产品营养特性进行了详细的说明。它是反映食品营养质量的重要手段，消费者可以通过营养标签一目了然地了解该食品的营养特性，从而正确地选择用于个人营养需要的食品，以达到合理营养和保障健康的目的。食品企业可以通过科学合理地使用食品营养标签来增加消费者对其产品的信心，同时也有利于国家对食品的监管。

根据我国 GB 28050—2011《食品安全国家标准　预包装食

品营养标签通则》（以下简称《通则》，食品营养标签主要包括营养成分表、营养声称、营养成分功能声称三部分。营养成分表是标有食品营养成分名称和含量的表格，表格中可以标示的营养成分包括能量、营养素、水分和膳食纤维等。《通则》规定，食品企业对产品进行标示时应首先标示能量和蛋白质、脂肪、碳水化合物、钠这4种核心营养素及其含量。另外，还可以标示饱和脂肪（酸）、胆固醇、糖、膳食纤维、维生素和矿物质。食品营养标签中营养成分标示应当以每100克（毫升）和/或每份食品中的含量数值标示，并同时标示所含营养成分占营养素参考值的百分比。其中，各营养成分的定义、测定方法、表示方法和顺序、数值的允许误差等应当符合《食品营养成分标示准则》。

营养声称是指对食物营养特性的描述和说明，包括含量声称和比较声称。含量声称，指描述食品中能量或者某营养素含量水平的声称，例如"高""富含""低""无"等的声称。比较声称是指与消费者熟知的同类食品的营养成分含量或能量值进行比较后的声称，用语有"减少"或"增多"等。

营养成分功能声称指某营养成分可以维持人体正常生长、发育和正常生理功能等作用的声称。被声称的营养成分功能作用要有公认的科学依据，并具有营养素参考值，并且被声称的营养成分含量应当符合《食品营养声称和营养成分功能声称准则》的要求和条件且使用标准用语，不得暗示或声称营养素具有防止或治疗疾病的作用，也不得宣传产品功能。

（王玉明，汪曙晖）

6. 食品营养标签中所列的营养素或能量值为"0"和"无"表示不含该成分吗?

答：食品营养标签中营养成分的标示，是对食品中营养成分含量做出的确切描述，标示使用每100克（g）、100毫升（mL）食品或每份食用量作为单位，营养成分的含量用具体数值表示，同时标示该营养成分含量占营养素参考值（NRV）的百分比。因此，食品营养标签中所列的营养素或能量值为"0"和"无"并不代表食物中不含该营养素，只表明该营养素或能量含量低微从而低于一定的标准，这种标准有明确的规定，参考表1。

表 1 　能量和营养成分名称、顺序、表达单位和"0"界限值

能量和营养成分的名称和顺序	表达单位	"0"界限值（每100g 或 100mL）[①]
能量	千焦（kJ）	≤ 17kJ
蛋白质	克（g）	≤ 0.5g
脂肪	克（g）	≤ 0.5g
饱和脂肪（酸），单不饱和脂肪（酸），多不饱和脂肪（酸）	克（g）	≤ 0.1g
反式脂肪（酸）	克（g）	≤ 0.3g
胆固醇	毫克（mg）	≤ 5mg
碳水化合物	克（g）	≤ 0.5g
糖（乳糖[③]）	克（g）	≤ 0.5g
膳食纤维（或单体成分，或可溶性、不可溶性膳食纤维）	克（g）	≤ 0.5g
钠	毫克（mg）	≤ 5mg
维生素 A	微克视黄醇当量（μg RE）	≤ 8μg RE
维生素 D	微克（μg）	≤ 0.1μg

能量和营养成分的名称和顺序	表达单位	"0"界限值（每100g 或 100mL）[1]
维生素 E	毫克α-生育酚当量（mg α-TE）	≤ 0.28mg α-TE
维生素 K	微克（μg）	≤ 1.6μg
维生素 B_1（硫胺素），维生素 B_2（核黄素），维生素 B_6	毫克（mg）	≤ 0.03mg
维生素 B_{12}	微克（μg）	≤ 0.05μg
维生素 C（抗坏血酸）	毫克（mg）	≤ 2.0mg
烟酸（烟酰胺）	毫克（mg）	≤ 0.28mg
叶酸	微克（μg）或微克叶酸当量（μg DFE）	≤ 8μg
泛酸	毫克（mg）	≤ 0.10mg
生物素	微克（μg）	≤ 0.6μg
胆碱	毫克（mg）	≤ 9.0mg
磷	毫克（mg）	≤ 14mg
钾	毫克（mg）	≤ 20mg
镁	毫克（mg）	≤ 6mg
钙	毫克（mg）	≤ 8mg
铁	毫克（mg）	≤ 0.3mg
锌	毫克（mg）	≤ 0.30mg
碘	微克（μg）	≤ 3.0μg
硒	微克（μg）	≤ 1.0μg
铜	毫克（mg）	≤ 0.03mg
氟	毫克（mg）	≤ 0.02mg
锰	毫克（mg）	≤ 0.06mg

[1] 当某营养成分含量数值≤"0"界限值时，其含量应标示为"0"；使用"份"的计量单位时，也要同时符合每100g 或 100mL 的"0"界限值的规定。

（王玉明，汪曙晖）

7. 食品营养标签营养素参考值是如何计算的？

答：食品营养标签营养素参考值（NRV）是依据我国居民膳食营养推荐摄入量（RNI）和适宜摄入量（AI）而制定的。它可以帮助消费者合理控制每日营养素。假如您今日的 NRV 已经接近最高值，您就要控制热量再摄入。每日摄入的蛋白质、脂肪、碳水化合物和钠的 NRV 数据，也需要计算。我们以"每 1 包装（平均 86 克）巧克力"中"能量"为例：X（食品中某营养素的含量）= 能量 1978 千焦，NRV = 成人能量每日消耗量 8400 千焦，那么 Y（计算结果）=1978/8400≈23.5%（计算方法参照《食品安全国家标准　预包装食品营养标签通则》）。消费者在参考营养标签和营养素参考值时，应注意以下两点：①对营养素的需求需要根据性别、体重、年龄和体力活动水平进行调整；② NRV 是正常成年人的需求标准，对于儿童、孕妇、哺乳期等特殊人群来说并不适宜。

（王玉明）

8. 为何有的小包装食品上没有营养标签？

答：这有三方面的原因。首先，可以拆开零售的小包装食品一般必须标注营养标签。除非包装面积太小，即使有标注也看不清内容，标注反而画蛇添足。所以，《食品安全国家标准　预包装食品营养标签通则》（以下简称《通则》明确指出，包装总表面积小于等于 100 平方厘米（cm^2）或最大表面面积小于等于 20 平方厘米的预包装食品可以不标示营养标签。其次，部分小包装食品中食品的量少，人们摄入得少，对总体的营养素摄入量影响小，可以不在每一包上标注营养素标签，这在《通则》中也有所标明，食品每日食用量不超过 10 克（g）或 10 毫升（mL）的预包装食品可以不标注营养标签。综上所述，部分小包装食品上不要求标注营养标签。

（王玉明）

9. 食品营养标签上为什么要强制标示能量及 4 种核心营养素？

答：自 2013 年 1 月 1 日起，食品生产企业必须执行《食品安全国家标准　预包装食品营养标签通则》(以下简称《通则》)，《通则》中明确规定要标示能量及蛋白质、脂肪、碳水化合物、钠 4 种核心营养素，这些营养素在我国是最具有公共卫生学意义的营养素。能量和蛋白质缺乏可以引起营养不良，影响儿童、青少年正常的生长发育和健康；能量摄入过多会增加肥胖和慢性病发生的概率。我国居民食盐的平均摄入量在 12 克 / 天左右，远远超过中国居民膳食指南中的推荐量（6 克 / 天），导致高血压等疾病不断增加。在营养标签上首先标出能量和 4 种核心营养素的含量，这是对企业生产健康食品的最基本要求，也是为了引导广大群众选择健康的膳食模式，保护消费者健康。

标示能量和核心营养素成分不是以营养素含量高低顺序标示，而必须依次为：能量、蛋白质、脂肪、碳水化合物、钠。《通则》对其他营养成分的标示顺序也进行了规定。统一顺序，主要是为了消费者能更加容易地认识、记忆和熟悉营养标签，同时也方便消费者比较食品营养，帮助消费者吃出营养，吃出安全。

（左晋桐）

10. 何为膳食宝塔？
为何2016年版的膳食宝塔中增加了饮水和运动？

答：所谓"膳食宝塔"，是指对人们每日习惯食用的各种食物的比例构成进行排列。当前，许多国家都制定了指导本国居民合理膳食的膳食宝塔。中国居民平衡膳食宝塔是根据《中国居民膳食指南》，结合中国居民的膳食结构特点设计的。它把平衡膳食的原则转化成各类食物的质量，并以直观的形式表现出来，便于群众理解和在日常生活中应用。

2016版膳食宝塔增加了对"水"和"身体活动"的要求。人体内随时会产生各种代谢产物，及时将无用的代谢产物排泄掉，才能维持生命的新陈代谢。正常健康成年人在没有明显出汗的情况下，通常每天排出体外的水约为2500毫升。体内水分的来源包括体内代谢产生的水（蛋白质、糖类和脂肪的代谢约产生300毫升/天），食物中所含的水（1000毫升）和日常饮水。因此，为保证体内水分平衡，每天必须饮水1200毫升（约6杯），在高温或强体力劳动条件下还应适当增加饮水量。饮水应少量多次，要主动，不应在感到口渴时再喝水。

另外，人们还应该坚持每天多做一些消耗体力的活动。建议成年人每天累计进行相当于步行6000步以上的身体活动，如果身体条件允许，最好进行30分钟中等强度的运动。因为运动不仅可以消耗多余的能量，预防超重和肥胖，降低与营养相关的慢性病的风险，还可以锻炼心肺功能，提高肌肉力量、骨骼强度，增强对疾病的抵抗能力并延缓衰老。坚持适度运动还能改善食欲、睡眠，调节心理状态，丰富文娱活动，提高生活质量。

（王玉明）

11. 每人每天供给多少膳食能量合适？

答：在营养学上，需要量和供给量是两个相互联系而又相互区别的概念。需要量指机体正常生理功能所需要的数量，低于需要量将对机体造成不利影响。供给量是在已知需要量的前提下，按食物的供给水平与人们的饮食习惯，同时考虑到人群中个体的差异并兼顾群体中绝大多数个体所设置的安全量。因此，供给量通常略高于需要量，世界各国的供给量有一定差别。中国居民膳食营养推荐摄入量（RNI），请参阅相关教材或网站。

长期膳食能量摄入不足或过剩对机体健康均有一定影响。长期摄入能量不足可造成机体负热平衡，导致营养不良状态，往往伴有蛋白质缺乏，其结果是人体逐渐消瘦，并且影响其他营养素代谢，生理功能紊乱，全身浮肿等。

若体重比正常降低 10% 为轻度缺乏；降低 10% ～ 20% 者为中度缺乏，可以影响机体功能；若降低 30% 以上，则为严重缺乏；降低 40% 以上时将严重影响机体功能，甚至危及生命。

长期能量摄入过剩可造成机体正热平衡状态，体内脂肪沉积，逐渐肥胖，体重持续增加，并造成一系列损害，如心脏负担过重，高血压、高血脂，从而使心血管、肾脏、肺脏和胆囊等易患疾病。

（左晋桐）

12. 高蛋白质含量的食物营养价值就一定高吗？

　　答：不一定。食品的营养价值是指某种食品所含营养素和能量能否满足人体营养需要的程度。食品营养价值的高低，取决于食品中营养素的种类是否齐全，数量的多少，相互比例是否适宜以及是否容易被人体消化吸收和利用。不同食品因所含营养素的种类和数量不同，其营养价值也就不同。

　　食品中蛋白质的营养价值体现在蛋白质能满足机体对氨基酸的需求，保证机体健康生长和发育。评价食品蛋白质的营养价值，也是从"质"和"量"两方面考虑的。"量"即取决于蛋白质在食品中的含量；而"质"则取决于蛋白质中必需氨基酸的含量和比例，主要考察它所含必需氨基酸是否丰富，种类是否齐全，比例是否适当。营养学上根据食物蛋白质所含氨基酸的种类和数量将食物蛋白质分为三类：完全蛋白质，其所含的必需氨基酸种类齐全，数量充足，彼此比例适当，这一类蛋白质不但可以维持人体健康，还可以促进生长发育，如动物蛋白质和豆类蛋白质；半完全蛋白质，其所含氨基酸虽然种类齐全，但其中某些氨基酸的数量不能满足人体的需要，尽管它们可以维持生命，但不能促进生长发育，如谷物蛋白质；不完全蛋白质，其不能提供人体所需的全部必需氨基酸，单纯依靠它们既不能促进生长发育，也不能维持生命，如肉皮中的胶质蛋白质。此外，食品蛋白质营养价值还应考虑机体对其消化利用的程度。

（王玉明）

13. 不同来源蛋白质的营养价值有何区别?

答：各种食物中蛋白质的来源不同，组成成分不同，其营养价值也不同。通常将营养价值较高的蛋白质称为完全蛋白质，较低的称为不完全蛋白质。一般说来，蛋类、乳类、鱼类、肉类和豆类蛋白质的营养价值较高；而除豆类外一般植物性食品的蛋白质营养价值较低。

蛋白质的营养价值主要从以下几方面进行评价：

① 食物蛋白质来源。动物性蛋白质质量较好，鱼、肉类蛋白质含量在 10% ～ 20%，蛋类和奶类是动物性蛋白质的最佳来源。植物性蛋白质中，粮谷类含蛋白质 10% 左右，豆类可达 20% ～ 40%，蔬菜中含蛋白质很少。

② 蛋白质的消化率。蛋白质消化率愈高，则被机体吸收利用的可能性越大，其营养价值越高。

③ 蛋白质的生物价。生物价越高，表明该蛋白质被机体利用的程度越高。常见食物中蛋白质的生物价见表 2。

表 2　常见食物中蛋白质的生物价

蛋白质	生物价	蛋白质	生物价
鸡蛋蛋白质	94	熟大豆	64
鸡肉蛋白质	83	扁豆	72
鸡蛋黄	96	蚕豆	58
脱脂牛奶	85	白面粉	52
鱼	83	小米	57
牛肉	76	玉米	60
猪肉	74	白菜	76
大米	77	红薯	72
小麦	67	马铃薯	67

④ 蛋白质的互补作用和净利用率。如果将多种蛋白质食物混合食用，使食物中相对不足的必需氨基酸互相补偿，可提高蛋白质的生物价，食物中蛋白质被消化吸收后真正被机体利用的程度也就高。

（左晋桐）

14. 为什么一日三餐最好都要摄入蛋白质？

答：蛋白质是维持人体正常生理功能必需的营养素之一，最好一日三餐都有摄入。

首先，蛋白质是人体内最重要的结构物质。蛋白质是机体细胞的重要组成部分，是人体组织更新和修补的主要原料。人体的每个组织，如毛发、皮肤、肌肉、骨骼、内脏、大脑、血液、神经系统、内分泌系统等都是以蛋白质为主要成分而构成的。人体中有 10 万种以上的蛋白质，占人体干重的 50% 以上。

其次，蛋白质也是人体内最重要的功能物质。人体内全部的酶类都是蛋白质，大部分促进和调节生理生化作用的激素也是肽类，这两类具有生物活性的物质是人类生存所必需的。此外，细胞的转运功能，也要依靠蛋白质作为载体或受体。血液运输氧和二氧化碳需要血红蛋白；转运脂质需要血浆蛋白；抵抗病菌、维护免疫机能需要免疫球蛋白。所以，没有蛋白质就没有人类正常的新陈代谢。

既然蛋白质在人体的结构和功能上都具有如此重要的作用，

而人体又每时每刻都在进行着组织更新和生理代谢，那么人体就需要不断地摄取蛋白质来满足机体组织更新和正常生理代谢的需求。而且，与脂肪组织不同的是，人体内没有另外设立的"蛋白质仓库"来贮藏额外的蛋白质。所以，这就要求人们每餐都要摄取一定量的蛋白质。

（徐玮）

15. 反式脂肪酸是什么？哪些食品中含量高？有何危害？

答：反式脂肪酸是指油脂中少量含有的在化学结构上较为特殊，含有反式不饱和双键结构的一类脂肪酸。反式脂肪酸存在于天然油脂中，也会在植物油的加工过程中产生。反式脂肪酸几乎存在于所有的天然油脂中，其中反刍动物脂肪及其乳脂中的反式脂肪酸含量多达总脂肪的 1% ～ 10%。植物油的一种加工过程（氢化）也会产生高达 20% 左右的反式脂肪酸，如果人造奶油、起酥油、煎炸油等食品以氢化油作为配料，其中就可能含有一定数量的反式脂肪酸。另外，不当的高温烹调、煎炸等烹饪过程也易生成一定量的反式脂肪酸。

关于反式脂肪酸安全性问题的争论已持续半个多世纪，目前，"反式脂肪酸有害论"正逐渐获得国际学术界的共识。大量、长期摄入反式脂肪酸不但能增加冠心病的发病率，而且对孕妇和哺乳期妇女而言，反式脂肪酸会经胎盘或乳汁进入胎儿或婴幼儿体内，如果大量摄取反式脂肪酸含量高的食物，会对婴幼儿的成长发育产生影响。但是，反式脂肪酸对人体健康的影响是一个长期而缓慢的过程，并不会造成急性中毒，只有在大量且长期食用的情况下才会对人体产生危害。显然，有关媒体报道中声称的"氢化油危害堪比杀虫剂"的说法夸大了氢化油的危害，也是缺乏科学依据的。但从食用安全的角度考虑，目前国际上很多国家已经对食品中反式脂肪酸的含量做了严格的控制。从 2003 年 6 月 1 日起，丹麦市场上任何含反式脂肪酸超过 2% 的油脂都被禁售。而美国食品与药物管理局也于 2012 年出台了一项规定，要求在传统食品和膳食补充品的营养标签上，必须注明反式脂肪酸的含量。

（徐玮，汪曙晖）

16. 饱和脂肪酸、单不饱和脂肪酸、多不饱和脂肪酸是什么？堆荐的摄入比例为 1∶1∶1，是指食用油吗？

答：饱和脂肪酸是指那些烃类基团全由单键构成的脂肪酸，如棕榈酸、硬脂酸，多存在于动物油脂中。不饱和脂肪酸是指碳链中含有不饱和双键的脂肪酸，根据碳链中双键的数量又分为单不饱和脂肪酸和多不饱和脂肪酸。含有一个双键的称为单不饱和脂肪酸，如油酸，存在于各种植物油中，以菜籽油中含量最高；含有多个双键的称为多不饱和脂肪酸，如亚油酸、亚麻酸、花生四烯酸、二十碳五烯酸（EPA）和二十二碳六烯酸（DHA），存在于各种植物油和深海鱼油中。

不同类型的脂肪酸具有不同的生理功能。饱和脂肪酸是机体重要的能量来源，但熔点高，常温下多为固态，机体中过量的饱和脂肪酸蓄积容易引发动脉粥样硬化。不饱和脂肪酸熔点低，常温下多为液态，对保证细胞膜的相对流动性及降低血液黏稠度都具有重要的作用，是机体维持生理功能不可或缺的脂肪酸。另外，不饱和脂肪酸中的很多长链脂肪酸为多不饱和脂肪酸，如EPA、DHA 等，还具有某些特殊的生理功能，对维护免疫系统、神经系统、视觉系统的功能具有非常重要的作用。

　　既然各种类型的脂肪酸各自具有不同的生理功能，那么我们在日常饮食中就应该均衡摄取各种脂肪酸。平常所说的1∶1∶1的摄入比例是指机体摄入的食物中，所有脂肪酸中各脂肪酸类型的比例，而不单单指食用油中的脂肪酸。

（徐玮）

17. 什么是必需脂肪酸？其作用与来源如何？

答：必需脂肪酸是指人体不能合成，必须从食物中供给的脂肪酸。具体而言就是亚油酸和 α- 亚麻酸等。

必需脂肪酸主要有以下作用：①是磷脂的重要组成成分，当缺乏必需脂肪酸时，皮肤细胞对水的通透性增加，毛细血管脆性和通透性增高，皮肤出现由水代谢严重紊乱引起的湿疹病变，并可发生血尿。②参与胆固醇代谢，如果缺乏必需脂肪酸，胆固醇就不能在体内进行正常代谢，并可能在体内沉积。③与合成前列腺前体及内分泌激素、精子生成有关。④参与类二十烷酸等物质的生物合成，在协调细胞间生理作用中起重要作用，如调节血脂、血压、血栓的形成，调节机体对伤害、感染的免疫反应等。

必需脂肪酸最好的食物来源是植物油类。动物油脂中含量一般比植物油低。详见表 3。

表3　几种食物中亚油酸含量（相当食物中脂肪酸总量的比例）

油脂名称	亚油酸 /%	油脂名称	亚油酸 /%
棉籽油	55.6	猪肉（瘦）	13.6
豆油	52.2	猪肉（肥）	8.1
玉米胚油	47.8	牛肉	5.8
芝麻油	43.7	羊肉	9.2
花生油	37.6	鸡肉	24.2
米糠油	34.0	鸭肉	22.8
菜籽油	14.2	猪心	24.4
茶油	7.4	猪肝	15.0
猪油	6.3	猪肾	16.8
牛油	3.9	猪肠	14.9
羊油	2.0	羊心	13.4
鸡油	24.7	兔肉	20.9
鸭油	19.5	鸡蛋粉	13.0
黄油	3.6	鲤鱼	16.4

（左晋桐）

18. 什么是"无公害食品"、"绿色食品"和"有机食品"？怎样鉴别它们？

答：通俗讲，"无公害食品"、"绿色食品"和"有机食品"都是健康安全食品的概念，只是质量认证等级不同。按食品营养性和安全性等级划分，从低到高依次是"无公害食品"—"绿色食品"—"有机食品"。"无公害食品"、"绿色食品"和"有机食品"都指产地符合一定条件、生产符合一定规范、产品符合一定标准、认证符合一定程序，取得品质优良特征标志的农产品。这些农产品在生产过程中需要严格控制农药化肥的使用、添加剂的使用，并对产品的加工过程等进行严格的监控，以保证农产品营养安全。

"无公害食品"、"绿色食品"和"有机食品"都要经过相关权威认证部门的认证，因此，鉴别它们主要是通过食品上的标识（见下页图）。目前，由于我国各地"无公害食品"和"有机食品"的认证机构不同，其标识可能会有所不同，而"绿色食品"的标志在我国是统一的，"绿色食品"的标志为绿色正圆形图案，上方为太阳，下方为叶片与蓓蕾，标志的寓意为"保护"。"绿色食品"根据质量等级由低到高又分为 A 级和 AA 级。另外，中国绿色食品发展中心对许可使用绿色食品标志的产品进行统

一编号，并颁发绿色食品标志使用证书，编号形式为：LB-XX-
XXXXXXXXXX。

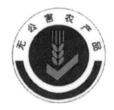

无公害农产品

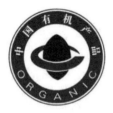

（徐玮）

34

19. 什么是功能性食品？功能性食品与药品有什么区别？

答：功能性食品，是指具有特定营养保健功能的食品，即适宜于特定人群食用，具有调节机体功能，但是不以治疗疾病为目的的食品。

功能性食品与药品的区别在于：首先，虽然功能性食品是经过科学验证的，针对需要调整某方面机体功能的特定人群研制生产的，但是这些功能性食品不能取代人体正常的膳食摄入，更不能取代药物对病人的治疗作用。其次，功能性食品在正常摄入范围内不能有任何毒副作用，但是药品则允许存在一定程度的毒副作用。最后，购买功能性食品无需医生处方，可以根据机体正常需要自由摄取，而药品需要在医生的指导下按剂量服用。

（汪曙晖）

20. 如何区分保健食品和普通食品？

答：保健食品是指声称具有特定保健功能或者以补充维生素、矿物质为目的的食品，即适宜于特定人群食用，具有调节机体功能，不以治疗疾病为目的，并且对人体不产生任何急性、亚急性或者慢性危害的食品。

普通食品是指各种供人们食用或者饮用的成品和原料，可以是加工的、半加工的或未加工的任何物质，包括饮料、胶姆糖，以及在食品制造、调制或处理过程中使用的任何物质；但不包括化妆品、烟草或只作药物用的物质。普通食品没有特定食用范围，也不强调特定功能。

保健食品与普通食品的区别在于：普通食品是所有人群都可以食用的，以提供人体营养所需，对食用量一般不作明确规定；保健食品限于特定人群食用，对食用量有规定，不能代替正常膳食，具有调节机体的功能，不以治疗疾病为目的，并且对人体不产生任何危害。保健食品的根本属性也是加工食品。保健食品与普通加工食品在外包装的标注上有明显区别，保健食品除具备普通加工食品的生产卫生许可证外，还有"蓝帽子"标志，注明为保健食品，并且批准文号也不同，国产保健食品批号格式为"国食健注 G+4 位年代号 +4 位顺序号"；进口保健食品注册号格式为"国食健注 J+4 位年代号 +4 位顺序号"。

（汪曙晖）

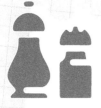

第二部分：
膳食与营养

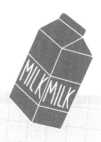

21. 味精是什么？吃多了对身体有危害吗？

答：味精又称味素，是调味料的一种，主要成分为谷氨酸钠。味精通过刺激舌头味蕾上特定的味觉受体从而产生鲜味的味觉感受。天然食品特别是在一些海产品中就含有大量的谷氨酸钠，作为调味料的谷氨酸钠最初也是从海产品的水煮液中经过浓缩制备而得到的。味精的主要成分——谷氨酸钠在正常的摄入情况下是无毒无害的，虽然味精在低温烹饪时基本上对人体没有影响，但是，若长时间高温加热，会有部分谷氨酸钠丢失水分生成焦谷氨酸钠，一旦生成焦谷氨酸钠就没有了鲜味，量多时还有一定的安全隐患。因此，在烹调过程中，为避免失去添加味精的作用和防止焦谷氨酸钠的产生，还是应该注意在菜肴出锅时再加入少量味精。

另外，儿童、老年人和哮喘病患者应少食味精。谷氨酸钠是一种兴奋性神经递质，过多食用会出现过敏反应，重者发生呼吸痉挛。另外，因为味精的主要成分是谷氨酸钠，与食盐（氯化钠）相似，钠离子的过量摄入可引起高血压，因为，应减少味精摄入。

（徐玮，汪曙晖）

40

22. DHA 对人体健康有何作用？哪类食品中 DHA 含量高？

答：DHA，二十二碳六烯酸，是一种对人体非常重要的多不饱和脂肪酸，属于 Omega-3 不饱和脂肪酸家族中的重要成员，对维持人体神经系统的生理功能发挥着尤为重要的作用。DHA 在人体神经系统中，特别是大脑中含量最高。长期缺乏 DHA，神经系统中控制信息传递的关键部位突触膜的结构就会遭到破坏，对信息传递、思维能力产生不良影响。特别是对孕妇而言，摄入足量的 DHA 才能促进胎儿大脑的发育和脑细胞的增殖。所以，DHA 又被称为"脑黄金"。其次，DHA 对促进视网膜光感细胞的成熟具有重要作用。人的视网膜中富含 DHA，这对视网膜光感细胞的成熟有重要作用。DHA 对婴儿的视觉发育和成年人的视力保护都有重要的作用。在维护心脑血管健康方面，DHA 也具有重要的作用。DHA 的高不饱和性质可以降低血清胆固醇，加快脂蛋白流动性，降低动脉粥样硬化的发生率。另外，在另一种长链不饱和脂肪酸花生四烯酸参与的炎症代谢中，DHA 可以有效地维护炎症代谢的平衡，维持机体健康。

DHA 的获取主要依赖于海洋中的水生动物和藻类。一般来说，海产动物体内普遍含有 DHA，因此，经常食用海产品是摄入 DHA 最为有效的食物途径。另外，市场上鱼油制品也很多，通过软胶囊等形式定期补充 DHA 也是可行的。

（徐玮）

23. 野生黄花鱼和养殖黄花鱼价格悬殊，怎样鉴别？营养上又有什么差别？

答：由于近海野生黄花鱼资源捕捞殆尽，已经难觅我国传统名贵鱼种黄花鱼野生种，市场上大部分黄花鱼为福建和浙江一带人工养殖的黄花鱼。由于供不应求，养殖黄花鱼在价格上也与野生黄花鱼差距悬殊。因此如何辨别野生黄花鱼成了一个难题。下面就如何辨别野生黄花鱼提供几点建议：①从体色上看，养殖黄花鱼体色与野生种类相比偏白，身体上的黄色较浅，而野生黄花鱼通体金黄色，唇边和鳍条末端亦为金黄色。但是目前市场上也有一些虽为人工养殖却经投喂色素人工改良过体色的黄花鱼，这些鱼身体上的黄色较重，但非纯正的金黄色，多为黄绿色或者黄红色，而且，唇边和鳍条末端也非金黄色。另外，也有不法商贩用染色剂漂染养殖黄花鱼冒充野生种，这些鱼身体上的黄色没有层次感（野生种背部黄色较淡，腹部较重），也非纯正的金黄色，而且较易的鉴别方法是鱼体上的冰也或多或少带黄色，为残留的染色剂。②从体形上看，养殖种类体形较胖，肚子较大。而野生种由于充分活动，身体偏流线形。

因为受到饲料、运动等因素的影响，养殖黄花鱼与野生黄花鱼在口味上会有不同，养殖黄花鱼的养殖方式以投喂鱼浆为主，所以在营养价值上，野生种和养殖种并没有特别大的差异，主要差异是养殖黄花鱼的脂肪含量高于野生黄花鱼，造成鱼肉较为疏松，口感不如野生黄花鱼。

（徐玮）

24. 药膳是怎么回事？真能吃出保健功能来吗？

答：经过长期的生活实践，人们逐渐了解到通过某些饮食，能使某些疾病得到好转或预防，进而逐渐形成了食疗，即药膳。

药膳是中国传统医学知识与烹调经验相结合的产物，是以药食两用之药物和食物为主要原料，经过烹饪加工制成的一种具有食疗作用的可口膳食。它是将食物赋以药用，达到既有营养价值，又可防病治病、强身健体之作用。因此，药膳是一种兼有药物功效和食品美味的特殊膳食。它可以使食用者在享受美食的同时，达到既滋补身体，又预防或缓解某些疾病的目的。

药膳虽有一定的保健作用，但为了进一步发挥它的作用，除注意药膳的美味外，还应了解要预防和缓解哪类疾病，做到对症选择药膳，才能正确发挥药膳的保健功能。如温性药（食）物可以使身体产生热能，增加活力，改善其已衰退、萎缩、贫血的身体机能，若热性体质者食用温性药（食）物则会兴奋过度或机能亢进，而造成失眠、红肿、充血、便秘等不良情况。

（汪东风）

25. 药食同源是什么意思？既是食品又是药品的物品有哪些？

答：中国自古就有"药食同源"或"医食同源"之说。所谓的药食同源是指有些食品既是食物又是药物，也就是说它们可作为食物，有供给营养的功能，也可作为药物，有防病治病的作用。如黑芝麻，作为食物有多种饮食方式或产品，作为药物它常用于防治头晕眼花、病后脱发、肠燥便秘等。

药食同源食物经常被用作开发保健食品的原料，对此我国进行了严格的规定，可用于保健食品开发的既是食品又是药品的物品名单：丁香、八角茴香、刀豆、小茴香、小蓟、山药、山楂、马齿苋、乌梢蛇、乌梅、木瓜、火麻仁、代代花、玉竹、甘草、白芷、白果、白扁豆、白扁豆花、龙眼肉（桂圆）、决明子、百合、肉豆蔻、肉桂、余甘子、佛手、杏仁（甜、苦）、沙棘、牡蛎、芡实、花椒、赤小豆、阿胶、鸡内金、麦芽、昆布、枣（大枣、酸枣、黑枣）、罗汉果、郁李仁、金银花、青果、鱼腥草、姜（生姜、干姜）、枳椇子、枸杞子、栀子、砂仁、胖大海、茯苓、香橼、香薷、桃仁、桑叶、桑葚、橘红、桔梗、益智仁、荷叶、莱菔子、莲子、高良姜、淡竹叶、淡豆豉、菊花、菊苣、黄芥子、黄精、紫苏、紫苏籽、葛根、黑芝麻、黑胡椒、槐米、槐花、蒲公英、蜂蜜、榧子、酸枣仁、鲜白茅根、鲜芦根、蝮蛇、橘皮、薄荷、薏苡仁、薤白、覆盆子、藿香等。

（汪东风）

26. 市场上药食同源产品一般较贵，如何烹饪才能既可口又不失其功能？

答："药食同源"产品是以"药食同源"理论为依据，精选国家卫生健康委员会和原卫生部公布的药食同源物品为原料，通过现代工艺技术加工而成，这类产品属于食品范畴，有补充营养和调理某些疑难病症之作用。这类产品满足了消费者日益增长的对健康的追求。

既然"药食同源"产品属于食品范畴，而不少消费者又希望根据自己的喜好选用国家卫生健康委员会和原卫生部公布的药食同源物品进行烹饪，那么如何烹饪药食同源物品才能使其既可口又不失其功能呢？即如何将某些口感很差的药食同源物品，通过烹饪技术制出既可口又不失其功能的药膳呢？每个人的口感要求不同，烹饪技术又有多种，因此，将中药与饮食巧妙的结合，确实不是一件易事。一般原则是，将中药的炮制技法与烹饪技术有机结合，少油盐、少辛辣，然后根据药食同源物品的性质及口感要求，结合以下烹饪技术的一种或几种即可。

熬汤：先在锅内加底油烧热后，放入主料稍炒，再加汤料、部分食物及调味品，后用文火煮烂，即可。

炒焖：先在锅内放少许油，将新鲜的食物和药物或经洗泡后的食物和药物同时放入，炒成半成品后，根据个人口感喜好加姜、葱、花椒、汤及调味品，盖锅盖，用文火焖烂，即可。

蒸煮：就是将食物与药物及调味品拌好后，放入容器中，利用水蒸气加热蒸熟即可。也可初步蒸煮进一步炒制。

卤制：先调好白卤或红卤，然后将原料进行预加工后，放入卤汁中，用文火煮烂，使渗透卤汁至酥烂，即可。

（汪东风）

27. 食物相克是怎么回事？哪些食物可能相克？

答：食物之间"相生相克"的说法，是指两种或两种以上的食物，如果搭配合理，会起到营养互补，促进吸收，有益健康的作用；如果搭配不当，不仅起不到营养互补的作用，反而抑制某些营养的吸收，甚至产生有害成分，对健康造成隐患。

鉴于一些网站及媒介介绍的食物相克的情况，这让不少人吃饭时总要问一句"这两种食物能不能一起吃"？食品及营养专业书上或学者常劝人们饮食要多样化、膳食要均衡，可这又难免会碰到所谓食物相克的问题。一些食物相克真有那么严重吗？哪些食物可能相克？这是人们非常关心的问题。

首先，现代营养学中并无"食物相克"一词，食物相克应该说是中华养生文化的组成部分，但某些食物相克现象被人为扩大了，食物相克并没有那么严重，正常体质及身体健康的人，吃食物应该是没有禁忌的。

其次，不同食物中的各种营养素在人体消化、吸收和代谢过程中确实存在相互影响的情况，有些影响是促进充分吸收与利用，另一些影响可能导致某些营养物质不能充分吸收与利用。如茶叶中的多酚类可干扰食物中铁的吸收，菠菜中草酸可降低食物中钙的吸收。但是这种相互间的影响或相克作用是很小的，有时也是不可避免的。只要保持多样化及均衡膳食，就能保证机体的营养需要。

最后，一些食物相克作用是需要一定条件的，如牛奶与糖相克是指在较长时间加热的情况下牛奶与葡萄糖反应，产生有毒的果糖基胺。不过，如果是体质不好或是缺乏营养的人，应该有针对性地避免一些不合理的食物搭配和选择，否则不利于健康。如贫血的人，就不要饮食影响铁吸收的食物，比如喝茶。

（汪东风）

28. 什么是酸性食物和碱性食物，有科学依据吗？

答：现有的食物可分为酸性食物和碱性食物。所谓酸性食物或碱性食物，并不是根据人们的味觉，有酸味或咸味就是酸性食物或碱性食物，也不是根据食物的化学性质，即有酸性或碱性就是酸性食物或碱性食物，而是根据食物进入人体代谢后所生成的最终代谢物的酸碱性而定的。也就是说，某种食物如经代谢后产生的钾、钠、钙、镁等阳离子占优势的则属碱性食物；而代谢后产生磷、氯、硫等阴离子占优势的则属酸性食物。柠檬、葡萄、草莓、柑橘等富含有机酸，所以呈酸味，但它们经代谢呼吸后，有机酸等有机成分就变成了水和二氧化碳，排出体外，但上述水果在体内代谢后会留存较多的阳离子，所以它们属碱性食物；同理，肉、蛋类和米面虽无酸味，但代谢后留存的阴离子较多，属于酸性食物。

由于人体的 pH 值受多种因素调节而维持在相对恒定的范围内，酸碱性食物对体内的酸碱度影响很小。一般而言，蔬菜、海藻、薯类等均属于典型的碱性食物。强调多摄食碱性食物的观点，其实是针对饱食时代人们饮食的不均衡而提出的，建议人们增加果蔬、薯类以及含矿物质较高的食物摄入。（汪东风）

29. 有人说白色肉比红色肉营养价值高，是这样吗？

答：这里所说的白肉和红肉不是指瘦肉和肥肉，红肉是指在烹饪前呈现红色的肉，一般是指猪肉、牛肉、马肉、羊肉、鹿肉、兔肉等哺乳动物的肉。这些哺乳动物肉中的红色是来自于肉中含有的肌红蛋白。相反的，鸟类（鸡、鸭、鹅、火鸡等）、鱼类、爬行动物、两栖动物、甲壳类动物（虾蟹等）或双壳类动物（牡蛎、蛤蜊等）等非哺乳动物的肉都不是红肉，也就是所谓的白肉，其中三文鱼、煮熟的虾蟹等虽是红色，但这种红色不是因肌红蛋白，而是由虾青素氧化后变成虾红素所造成的，它们也是白肉。一般来说，红肉比白肉含有更多的脂肪，尤其是饱和脂肪酸含量较高。其中猪肉的脂肪含量最高，羊肉次之，牛肉最低。据报道，即使是瘦肉，依然含有相当量的脂肪，例如猪瘦肉的脂肪含量为 6.2%，羊瘦肉为 3.9%，牛瘦肉为 2.3%。随着人们生活水平的提高，肉制品摄入量增加，在这种情况下，如果摄入的红肉较多，则易于摄入过多的饱和脂肪酸，由此会引起肥胖及心血管疾病等问题。所以，有人说白色肉比红色肉营养价值高。

其实，在摄入肉制品或饱和脂肪酸不多的情况下，吃红肉并不像一些报道所说的那样不健康。只要均衡摄入，不管是白肉还是红肉都是健康的。

（汪东风）

30. 什么叫营养强化剂，为什么在天然食品中还要加营养强化剂呢？

答：《食品安全国家标准　食品营养强化剂使用标准》（GB 14880—2012）对食品营养强化剂的定义是：为增强营养成分而加入食品中的天然的或人工合成的属于天然营养素范围的食品添加剂。

营养强化剂主要有：矿物质类，如钙、铁、锌、硒、镁、钾、钠、铜等；维生素类，如维生素A、维生素D、维生素E、维生素C、B族维生素（叶酸、生物素等）；氨基酸类，如牛磺酸、赖氨酸等；其他营养素类，如DHA、膳食纤维、卵磷脂等。

为什么在天然食品中还要加营养强化剂呢？这主要有两方面原因。其一，人类的生长发育需要各种营养，这些营养完全要通过饮食获得，由食物直接或间接提供。天然食物营养不一定就全面，比如，谷类食品中通常缺乏赖氨酸，且在加工过程中其易被破坏而导致氨基酸缺乏。我国大部分地区的小麦粉中硒含量都较低，并且低于国际平均水平，因此对于以面食为主食的地区居民，膳食习惯的原因容易造成某些营养素的缺乏。其二，我国国土面积辽阔，某些地区的食物中必需营养成分可能缺乏，需要补充。如广大内陆地区食物中的碘含量较低，容易造成碘缺乏，这就需要通过使用在食盐中添加碘的办法，在一定程度上解决碘缺乏造成的健康问题。因此，天然食品中也会存在营养素缺乏的问题，通过营养强化，可以起到良好的预防作用。

（汪曙晖）

31. 营养强化食品有什么用途? 是不是厂家为了提高价格而有意为之?

答: 一般说来, 按照《食品安全国家标准 食品营养强化剂使用标准》(GB 14880—2012) 的规定, 加入了一定量营养强化剂的食品就称为强化食品。添加的营养强化剂都是公认的营养素, 如维生素、矿物质和氨基酸等, 也可包括用于营养强化的天然食物及其制品, 如大豆粉、谷胚、大豆蛋白等。生产营养强化食品主要是为了解决由不同地区人们的膳食习惯、某些特殊人群、食物品种及烹饪或加工水平等, 造成的日常膳食中营养素缺乏等健康问题, 营养强化食品是经省、自治区、直辖市食品卫生监督检验机构批准后才生产的。按照相关规定, 在该类食品标签上还必须标注营养强化剂的名称和含量。

营养强化食品既能提高食品中营养素的价值, 又能增强机体对营养素的生物利用率, 是改善机体营养状况既经济又有效的措施之一, 也是很多国家积极推行并已在实践中得到验证的有效改善健康状况的好方法。历史证明, 营养强化食品在脚气病、缺铁性贫血、甲状腺肿、糙皮病等疾病的治疗和预防方面都发挥过重要作用。营养强化食品发展至今, 对推进人类食物

营养改善，更新营养学和食品加工学观念、技术等方面发挥了
重要作用。目前我国营养强化食品主要有：加碘盐、强化面粉、
强化大米、铁强化酱油、强化食用油及一些强化辅助食品等。

（汪曙晖）

32. 什么是营养补充剂，营养补充剂真的能补充营养吗？

答：营养补充剂，又称营养剂、饮食补充剂等，作为饮食的一种辅助手段，用来补充人体正常膳食中可能摄入不足的必需氨基酸、微量元素、维生素、矿物质等。常见的营养补充剂有补充维生素的复合维生素片、维生素C片、维生素E胶囊等，补充微量元素的钙剂、锌剂，补充不饱和脂肪酸的鱼油丸以及补充必需氨基酸的口服液等。在中国，营养补充剂的原料必须是人体必需的营养素，或者是构效关系相对明确的生物活性物质，以达到提高机体健康水平和降低疾病风险的目的。关于营养补充剂的纷争一直不少。虽然对于营养补充剂功效的观察性研究容易有偏倚，但开展关于饮食的随机对照试验也非常难，干预措施、对食物和补充剂的定义都难以统一，更不用说多年来精确控制大量人群的饮食。有相当一致的证据表明，少吃饱和脂肪和游离糖，多吃水果蔬菜和膳食纤维有助于预防心脏疾病、促进身体健康。此外，饮食干预还有助于减轻体重，而肥胖与多种健康问题有关。维生素矿物质补充剂中的营养素不如食补有效，无法替代食物中的营养来源。在缺乏足够的证据支持营养补充剂的益处之前，健康饮食还是更明智的选择。

（汪曙晖）

33. 什么叫抗营养素，食品中抗营养素有哪些？

答：食品原料中有些物质的存在会影响食品中某些营养成分的吸收，于是，我们就把食品中影响营养成分吸收的物质称为抗营养素。

食品中抗营养素主要有，消化酶抑制剂、植酸、草酸、酚类化合物等。消化酶抑制剂主要有胰蛋白酶抑制剂、胰凝乳蛋白酶抑制剂和 α - 淀粉酶抑制剂。胰蛋白酶抑制剂和胰凝乳蛋白酶抑制剂又常常合称为蛋白酶抑制剂。从进化的角度来说，这些酶的抑制剂对植物体本身是有益的，但从营养的角度来说，这些抑制剂的存在影响了人体对营养成分的消化吸收，甚至危及人体健康，如食用生豆或饮用加热不完全的豆制品就会引起恶心、呕吐等不良反应。

植酸是植物类食品中又一普遍存在的抗营养素，主要存在于植物的籽、根干和茎中，其中以豆科植物的种子、谷物的麸皮和胚芽中含量最高。植酸既可与钙、铁、镁、锌等金属离子产生不溶性化合物，使金属离子的营养价值降低，又可与蛋白质类形成配合物，使金属离子更加不易利用。草酸，广泛存在于野菜类中，易于与食物中的钙离子结合生成不可吸收的草酸钙，从而影响人体对钙的吸收和利用。

多酚类化合物是食品中天然的抗氧化剂。另外，多酚类化合物还有清除自由基、抑菌、抗癌等功能。因此，多酚类化合物还是很好的食品功能性成分。但多酚类化合物对一些必需的微量元素有络合作用、对蛋白质有沉淀作用、对酶活性有抑制功能等，从这一层面上讲，多酚类化合物也是食品的天然抗营养剂之一。

（汪曙晖）

34. 能量摄入量计算中的参数 "体重" 是指当时的实际体重吗？热卡是什么？

答：不是指当时的实际体重。对于体重不在标准体重范围内的居民来说，需要通过改变饮食结构和食物的摄入量来进行饮食调节，尽可能将体重控制在合理的范围内。能量的摄入量对体重的控制非常重要。对于个体来说，合适的能量摄入量因人而异，可以利用简单的公式或查阅相关数据表进行计算。在此过程中通常会用到体重参数，但是，这里的体重并非当时的实际体重，而是指"理想体重"，亦即标准体重。

热卡是一种能量单位，1克（g）水在一定的温度条件下温度升高或降低1摄氏度，所吸收或放出的热量为1卡（热卡），符号为cal。卡（热卡）不是标准的国际单位，目前通用的能量国际单位是焦耳（J），卡和焦耳之间的换算关系为：1cal=4.1868J。目前，在食品学和营养学领域中，不是标准国际单位的卡（热卡）仍然被普遍使用。食物中的糖类、蛋白质、脂肪都能提供能量。产热效能：1g糖类（淀粉）=1g蛋白质 = 4kcal，1g脂肪 = 9kcal。

（王玉明）

35. 为什么要控制体重？

答：保持健康体重不仅能使形体更加完美，而且可以预防和控制许多慢性疾病，所以要控制体重。据美国、日本、希腊、意大利等国的科学家对不同人群进行体重与死亡率关系的研究，绘制出了体重与死亡率关系的曲线，该曲线呈 U 形。死亡率最高的是过瘦和肥胖者。

过度消瘦常常会出现疲乏无力、体力极差以及容易出现头晕脑胀、记忆力减退、学习和工作效率低的现象。身体虚弱、抵抗力差就容易受传染病的袭击，从而使罹患各种疾病的风险大大升高。肥胖在我国已经成为影响居民身体健康的重要问题。肥胖会引发体内胰岛素抵抗现象，造成血糖升高，增加罹患 2 型糖尿病的风险，并且，肥胖特别是中心性肥胖（内脏中大量体脂肪蓄积）通常会伴随高血压、高血脂、脂肪肝、高尿酸血症等疾病发生。有研究表明，严重肥胖者，患高血压的概率比正常人高 4～6 倍，患心脏病的概率比正常人高 2～3 倍，患糖尿病的概率比正常人高 5～6 倍。另外，儿童肥胖问题也日益严重和突出。首先，肥胖的孩子容易被人取笑，所以他们往往性情孤僻、不合群、不爱活动，从而造成自卑、压抑以及性格、心理方面的改变；另外，肥胖的孩子成年后罹患各种代谢性疾病的危险性也大大增加。所以孩子青春期以前的肥胖问题应该引起社会重视。

（王玉明）

36. 菠菜等含草酸高的蔬菜如何食用，与结石有关吗？

答：草酸是形成含钙尿道结石的重要因素之一。大约70%～80%的上尿道结石是草酸钙结石，其发生多与草酸的代谢异常有关。草酸是人体内代谢的终末产物，主要经尿液排泄。虽然每日从食物中摄取的草酸含量只占尿液中草酸排泄量的10%～15%，但是，肠道吸收草酸的多少是影响体液中草酸浓度的重要因素，体液中草酸浓度的增加会增加草酸钙结石形成的概率。减少外源性草酸摄入可以明显降低体液中草酸的浓度，长期限制食物草酸摄入可以使草酸钙结石患者体液中的草酸浓度维持在一个较低的水平。

菠菜是食物中草酸含量较高的食物之一，因此，食用前用开水焯一下，除去其中大部分草酸，对体内存在结石的患者非常必要，并且，草酸还会抑制钙的吸收，通过焯水去除草酸是食用高草酸含量野菜类的基本原则。

（王玉明）

37. 苹果醋被宣称能够"排毒""美容""减肥""抗病毒"…… 这种说法恰当吗？

答：首先，能够进行保健功能声称的产品，必须是保健食品，并且国家市场监督管理总局《允许保健食品声称的保健目录 非营养补充剂》对保健食品的功能宣传也有严格的规定。"排毒""美容""减肥""抗病毒"这样的表述是不恰当的保健功能宣传，正确的表述应该是"润肠通便""改善黄褐斑""改善痤疮""改善皮肤水分状况"等具体的功能。所以判断一种食品是否具备保健功能，首先要通过查询确定其真实身份，如果确实是保健食品，则该食品的功效是经过严格的科学实验，并已经得到证实和评价的，符合《保健食品生产许可审查细则》规定的。另外，还要查询其宣传的保健功能与实际功能是否相符，不在国家认可范围内的功能声称都是不合法和没有保证的。另外，保健食品不同于药品，不具有治疗疾病的功效，并不是神奇的"万能药"，所以不能替代药物。

苹果醋的制作工艺如下：

原料苹果→选果→洗净→破碎榨汁→酒精发酵→醋酸发酵→加热→粗滤→离心→调配→精滤→灌装→杀菌→成品

（王玉明）

38. 有人说非油炸食品比同类型的油炸食品要好，一定是这样的吗？

答：不一定。油炸食品有一定的风味，目前还是人们喜爱的食品之一。但油炸食品确实对人体健康存在着一定的安全隐患，主要表现在两个方面：①由于含有较多的油脂，能量密度大，吃多容易造成能量摄入过多而产生肥胖；②高温加工过程中造成营养素的损失和有害成分的生成。非油炸食品与油炸食品相比，含油量显著降低，这是一个较大的改进，但是若同样存在高温加工过程，也会造成营养素的损失，此外，如果工艺不当同样会生成有害的化学成分。因此，非油炸食品远没有想象中的那样理想，也并非一定比同类油炸食品健康。以薯片为例，薯片的各种口味都是靠甜味剂、谷氨酸钠、盐等调制而成。仅食盐一项，长期过量摄入就可能引起心血管病。此外，还有两种大家看不到的危害。其一是铅。加工薯片的金属管道通常是铅锡合金，高温下铅会被汽化，从而污染膨化食品。儿童铅排泄功能弱，铅容易蓄积在体内，造成慢性危害，影响终身健康。其二是丙烯酰胺。经过焙烤的薯片仍含有丙烯酰胺，只是含量较小。但长期过量食用依然会造成丙烯酰胺的蓄积，国际癌症机构将其列为"人类可能致癌物"。因此，在选购时不要迷信"非油炸"，而是应多看配料和成分表，尽量选择脂肪含量低、热量低、钠含量低的产品；不管是油炸还是非油炸食品，尽量挑选不含氢化油成分的食品，同时要少吃油炸食品，以减少脂肪尤其是反式脂肪酸的摄入。

（王玉明）

39. 中国人所说的"上火""发物"，有科学依据吗？

答：中医认为人体阴阳失衡，内火旺盛，即会上火。因此所谓的"火"是形容身体内某些热性的症状，如眼睛红肿、口角糜烂、尿黄、牙痛、咽喉痛等，类似于西医里的炎症。饮食中的某些因素刺激人体产生了炎症反应，出现各种"上火"症状，如咽喉肿痛、咳嗽等，这时候如果再继发一些细菌或病毒感染，牙龈炎等有菌炎症就会接踵而至，出现一系列所谓的"上火"现象。

"发物"是中医特有的一个概念，通常是指某些富有营养或有刺激性的食物，容易诱发某些旧病或加重现有疾病的食物。发物也是食物，适量食用对大多数人不会产生副作用或引起不适，只是对某些特殊体质以及与其相关的某些疾病才会诱使发病。老人所说的"发物"通常包括刺激性比较强的食物，如酒、辣椒等易引起炎症扩散的食物；某些含有特异性蛋白质易引起过敏的食物，如鱼、虾、蟹等，其易诱发皮肤过敏、荨麻疹、湿疹等皮肤病。

（汪曙晖）

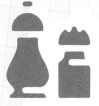

第三部分：
饮食习惯与营养

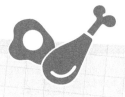

40. 素食真的对身体好吗？素食者在营养搭配上需要注意什么？

答：素食者大致可分为完全食用植物源食品的净素食者、植物源食品加乳制品同食的乳素食者和植物源食品加乳制品加蛋制品同食的素食者三种类型。崇尚吃素者在我国老年人群中比较多见。虽然素食对身体有一定好处，但纯粹的素食者尤其是完全食用植物源食品的净素食者并不是最完善的膳食方案，如果蛋白质和其他营养素的供给达不到机体营养的需要，无疑会影响身体健康，甚至会导致严重的不良后果。

那么素食者在营养搭配上需要注意什么？一般而言，如果是第三种类型的素食者，其营养的摄取与一般人营养的摄取差不多，在营养搭配上可以满足机体需要。如果是前两种类型的素食者，尤其是净素食者，在膳食上无任何动物性食物，那么由动物源食物所提供的营养素，就需要用植物源食物来补充，这在营养搭配上需要注意以下方面。

首先，要尽量摄入各种植物源食物以获取足够的各种必需氨基酸。一般豆类和谷类，豆类与干果、种子（如芝麻、瓜子等），蔬菜与豆类及干果，谷类与干果、种子之间，都具有相当的互补性，所以选择食物种类愈多，营养也愈全面。

其次，应适当补充一些菌类及海带等食物，使营养摄取全面、平衡，才有利于机体健康。如果素食者营养摄入不均衡，会导致消瘦、免疫功能低下等一系列问题，此时应及时就诊。

（汪东风）

41. 吃水果餐真的能减肥吗，这样减肥会不会对身体有影响？

答：水果不能代替饭，这样减肥对身体不好。水果富含多种营养成分，而脂肪和淀粉含量相对较低，热量较低（如柠檬、苹果、菠萝、猕猴桃、香蕉等），一直被誉为健康养颜佳品，于是有人就想出了吃"水果餐"（以水果为主食）减肥的办法。水果的纤维质多为果胶物质，对于排便大有益处。另外，水果的纤维成分还可以促进身体的代谢功能。从这个意义上说，常吃水果可以增加人体的排泄和代谢，有益于瘦身减肥。

但是营养学专家认为，靠吃"水果餐"（主食完全依赖水果，不进食其他食物）达到减肥的目的是不科学的。这种减肥方法存在许多问题，长此以往会影响身体健康，对此应当引起高度警惕。因为水果中的主要营养成分是糖类和维生素，而人体正常的新陈代谢还需要补充蛋白质、脂肪和其他营养物质。身体缺乏蛋白质、脂肪及钙、铁、锌等矿物质会导致毛发干燥断裂、皮肤失去光泽、身体虚弱，甚至出现贫血、锌缺乏等症状，影响工作或学习。

因此，水果不可当饭吃，即使是减肥，也应讲究科学膳食，要以正餐为主，水果为辅。
（徐玮）

42. 大家都喜欢吃火锅，怎样吃火锅才科学健康？

答：在寒冷的冬天吃火锅，可以让人同时享受美食的乐趣与温暖。但需要注意的是，食用火锅不当可导致痛风、消化系统疾病和口腔疾病。医学专家提醒，吃火锅要讲究、要适度，尤其是有痛风、消化系统疾病和口腔疾病史的患者更要注意。

那火锅怎么样吃才健康呢？专家建议，吃火锅时应注意以下几点：①吃火锅时注意肉类与蔬菜的均衡。②火锅汤中常含有大量嘌呤，痛风患者不宜多喝。③火锅汤中钠离子含量较高，有肾脏病、高血压的人要不宜多喝。④吃火锅时下锅食物要注意顺序，菠菜等含叶酸较高的应该后放，肉类一定要涮熟了再吃，否则那些寄生在肉类中的病菌或寄生虫卵还未被杀死就直接进入了人体的消化道，极易引起胃肠道感染等疾病。⑤避免过于麻辣刺激。牙齿疾病患者应避免摄食过热过辣的食物。此外，过于麻辣的火锅会严重刺激胃肠道黏膜，容易引发食道炎、胃炎、腹泻等。⑥少喝底汤。火锅的底汤大多用猪油、羊油、牛油等高脂肪物质为底料，又多以辣椒、胡椒和花椒等为佐料，吃多了易导致高血脂、胆石症、十二指肠溃疡、口腔溃疡、牙龈炎、痔疮等疾病。另外，火锅汤久沸不止、久涮不换，其中的成分会发生一些化学反应，也会产生某些有害物质。（徐玮）

43. 大家常说少吃盐多吃醋对身体好，为什么？

答：这要从盐和醋对身体的影响两方面考虑。食盐中的钠和氯是维持神经肌肉的正常应激性、机体的酸碱平衡、体液的渗透压以及酶的活性所必需的。但是，吃盐过多会使人体血压升高，间接地加速动脉硬化。一方面，高盐饮食导致的机体钠滞留可以使细胞外液容量增加，因此心脏搏出量增加；另一方面，高钠作用在血管平滑肌上可导致肌细胞内钙浓度升高，血管收缩，外周血管阻力升高；二者均促进高血压病的产生。另外，高盐饮食还会使口腔唾液分泌减少，溶菌酶亦相应减少，使各种细菌、病毒更容易在上呼吸道繁殖，从而诱发上呼吸道感染。

醋作为一种常用的调味品，已有几千年的历史。醋不仅含有丰富的营养成分，且具有独特的药理作用，其在抗氧化方面的功效已成为一大研究热点。研究表明，食醋能抑制使机体衰老的过氧化脂质的形成，因为酿造食醋的原料中含有大量的抗氧化活性成分，如黄酮类化合物和多酚类化合物。另外，醋的酿造发酵过程中也会由微生物产生大量具有抗氧化活性的物质。还有些发酵菌种本身还含有大量的抗氧化酶类。

不同种类的食醋，其所含抗氧化物质也不尽相同，所以抗氧化能力也不尽相同。陈醋和香醋含抗氧化成分明显高些。果醋、杂粮醋、苦荞醋和黑高粱醋中抗氧化成分含量也较高。另外，在烹调过程中，加入食醋可以起到保护各种维生素的作用，可见，大家常说少吃盐多吃醋对身体好是有一定道理的。

（徐玮）

44. 含维生素 C 的饮料能替代水果蔬菜吗？

答：这是不能替代的。维生素 C 是一种水溶性维生素，在水果和蔬菜中含量丰富，在氧化还原代谢反应中起调节作用，缺乏维生素 C 可引起坏血病。维生素 C 在抗病毒和预防病毒性传染病方面具有很高的应用价值，可用于治疗坏血病、预防牙龈萎缩出血、预防动脉粥样硬化，具有预防贫血、防癌、保护细胞、提高人体免疫力及机体应激能力等功效。人体自身不能合成维生素 C，必须从食物中摄取才能维持健康。

花菜、青辣椒、西红柿、橙子、葡萄、猕猴桃等果蔬中均含有维生素 C，虽然饮料中添加的维生素 C 在化学结构上和水果中的维生素 C 一样，但饮用富含维生素 C 的饮料不能代替食用水果蔬菜。因为果蔬中除了维生素 C，还含有其他营养物质，如多种糖类、淀粉、有机酸、果胶、膳食纤维、单宁、类黄酮、类胡萝卜素、花青素、钾、镁等营养成分及保健功能因子，这些成分与维生素 C 可以起到互相协同、互相保护的作用，对健康起到更好的效果。经常食用果蔬，可以增强免疫力，起到抗氧化、抗肿瘤、抗突变、降血脂、防止心脑血管疾病、抗衰老、减肥等作用，而饮料中单一的维生素 C 达不到相同作用。（徐玮）

45. 一般人要避免摄入高胆固醇海产品吗？哪些食品中胆固醇含量高？

答：胆固醇是动物组织细胞所不可缺少的重要物质，在体内主要参与细胞膜的组成，并保持细胞膜的稳定性，而且是体内合成类固醇激素、胆汁酸、维生素 D 的重要原料。若体内胆固醇水平过低，往往会导致皮质激素合成减少，从而导致应激能力减弱，免疫力减弱，使正常的抗病能力减弱。但当胆固醇摄入过多，体内合成又不减少时，就会使血脂中胆固醇增加，进而形成冠状动脉粥样硬化性心脏病。

鱿鱼中胆固醇含量较高，是日常生活中经常摄入的典型高胆固醇水产品，但研究发现摄入高胆固醇鱿鱼海产品不但不会增加体内脂肪的蓄积以及血清中总胆固醇含量，反而对体内脂肪组织的增加具有明显的抑制作用，且明显降低了机体血清总脂水平，降低了动脉粥样硬化指数。其主要原因是水产品虽含有较多的胆固醇，但同时含有丰富的降血脂成分，如：章鱼肉碱、龙虾胆碱、左旋肉碱、甜菜碱、牛磺酸和 EPA、DHA 等不饱和脂肪酸。因此，水产品中虽含有较高的胆固醇，但一般人没必要避免摄入，况且多食用水产品有助于降低心血管疾病的发病率和死亡率。

胆固醇主要存在于动物性食物中，在脑及神经组织中特别丰富，其次在家禽、蛋类、水产品及动物的内脏中也有一定含量。

（徐玮）

46. 鸡蛋生吃更有营养吗？如何科学食用鸡蛋？

答：建议不要生吃鸡蛋。鸡蛋物美价廉，是主要的食物原料。日常生活中，部分人认为生吃鸡蛋会更有营养，当真如此吗？事实上，鸡蛋营养虽好，但一定要熟吃而不能生吃。生鸡蛋不但对人体没有益处，而且还会有下列一些不良作用：①生鸡蛋中含有抗酶蛋白，能阻止鸡蛋内蛋白质与消化道的蛋白酶接触，从而影响蛋白质的消化吸收。而且，生蛋清中含有的蛋白质亲和素能与生物素紧密结合，妨碍生物素的消化吸收。如经加热处理，蛋清中的这种亲合素即被破坏而不再具有妨碍生物素吸收的作用。②生吃鸡蛋时，鸡蛋中的蛋白质不易被消化吸收，因为生鸡蛋的蛋白质结构致密，在胃肠道内不易被蛋白水解酶水解。此外，生鸡蛋是一种半流质样黏胶物质，在胃肠道内停留时间很短，使生鸡蛋中大部分蛋白质和其他营养素由于消化吸收不完全而造成浪费。鸡蛋经加热处理后，蛋白质发生了变性，原来致密的蛋白质结构变得松散而不规则，这样就有利于蛋白水解酶对其催化水解。③鲜蛋常带有致病菌、霉菌或寄生虫卵。鸡蛋外壳，肉眼看起来几乎密不透风，但在显微镜下观察，外壳其实充满了小孔，其孔径比致病菌大几十倍甚至几百倍。因此，难免会有一些病原体（如沙门菌等）侵入鸡蛋。

如果食用了受病原体污染的生鸡蛋，就可能会引发胃肠道疾病。④吃生鸡蛋还有可能被传染上禽流感。禽流感是禽流感病毒导致的人类疾病。禽流感的传染主要是由去过带有禽流感病毒的禽类场所或者是接触过带有禽流感病毒的禽类或其分泌物引起的。

（徐玮，汪曙晖）

47. 人们常说"吃肉不加蒜，营养减一半"，这种说法有科学依据吗？

答：有一定的依据。动物食品，尤其是瘦肉中，含有丰富的维生素 B_1。但是，维生素 B_1 不稳定，而且在人体内停留的时间较短，会随尿液大量排出。而大蒜中特有的蒜氨酸在经过蒜氨酸酶分解后会生成蒜素，肉中的维生素 B_1 和蒜素结合可生成稳定的蒜硫胺素，此化合物比维生素 B_1 更容易被肠道吸收，可以大大提高维生素 B_1 的吸收效率。而且，蒜硫胺素还能使维生素 B_1 溶于水的性质转变为溶于脂的性质，延长维生素 B_1 在人体内的停留时间，从而提高其在胃肠的吸收率和利用率。此外，蒜硫胺素还具有缓解人体疲劳的作用，能促使人体从食物中摄取的葡萄糖在细胞中不断分解、燃烧，进而转化为能量。所以，在吃肉时应适量吃一点蒜，既可解腥去异味，又能达到事半功倍的营养效果。但需要注意的是，大蒜素遇热会很快失去作用，因此烹调时间不宜过长，最好用大火快炒，以防止有效成分被破坏。

（徐玮）

48. 咖啡喝多少以及什么时候喝才对人体有好处？

答：咖啡中含有蛋白质、脂肪、糖类、纤维素、咖啡因、单宁、烟酸、维生素 B 及矿物质钙、铁等营养成分，具有提神醒脑、开胃促食、消脂消积等作用。饮用咖啡可以预防胆结石、促进排便、提高灵敏性及改善精神状态。但大量饮用咖啡会导致神经过敏，加剧高血压，诱发骨质疏松，最直接的症状是会引起心悸，甚至精神恍惚，走路不稳等副作用。对于肝病患者、消化系统疾病患者、孕妇、儿童、维生素 B_1 缺乏者不宜饮用咖啡。

咖啡不适宜餐中伴饮，应在早餐及午餐后饮用，这样可以促进肠胃蠕动，帮助消化。空腹喝咖啡会出现心悸、头晕、肢体软弱无力等低血糖症状，晚餐后饮用咖啡会对睡眠造成影响。至于每天喝多少咖啡合适，由于每个人对咖啡的耐受性及咖啡浓度不同，很难有统一标准，经研究发现，每天摄取 250 ～ 600 毫克的咖啡因对人体没有副作用，每杯煮好的咖啡（250 毫升）中含咖啡因约 80 ～ 120 毫克，每杯速溶咖啡约含 65 ～ 75 毫克咖啡因。需要特别说明的是：现有研究报道中有关饮用咖啡的健康益处均指"经滤纸过滤过的咖啡"而不是速溶咖啡，而我国消费者通常饮用的是速溶咖啡。

（徐玮）

49. 动物内脏在西方不受欢迎，为什么？

答：动物内脏在西方不受欢迎可能与饮食方式和习惯有关。动物内脏中含有丰富的蛋白质、维生素及矿物质，营养丰富，口感上佳，而且价格相对便宜。那么，为什么动物内脏在西方不受欢迎呢？这可能有两方面原因。

其一是与西方的饮食方式和动物内脏处理麻烦有关。西方人饮食多以肉食、生食、冷食为主，加之人们工作繁忙，处理动物内脏又太麻烦，远不如来个汉堡方便快捷。另外，动物内脏易带菌或病毒，马、驴、骡、猪、鸡、兔等的内脏，都能感染和携带乙型肝炎病毒，并且能够传染；此外，动物内脏胆固醇和脂肪含量高，经常食用动物内脏很可能引起高脂血症。这也是讲究食品营养和生活快捷的西方人对动物内脏不感兴趣的原因之一。

其二是与西方的饮食习惯有关。西方人饮食不太重视味道，他们多以冷饮佐餐，如冰镇的啤酒还要再加冰块，而一经冰镇，味觉神经便大大丧失品味的灵敏度。而东方人则不一样，除中国人喜食动物内脏菜肴外，韩国人和日本人也有利用动物内脏的习惯。如韩国的烤肉就有肠和肝脏，日本人将牛舌视为高级料理等。因此，外国人对内脏食用较少并非营养原因，更多的是饮食习惯。

（徐玮，汪曙晖）

50. 空腹吃甜食好吗？甜食吃多了有哪些害处？

答：空腹吃甜食会使胰岛素过度释放，使血糖快速下降，甚至形成低血糖，从而迫使机体释放肾上腺素，以便使血糖恢复正常，这两种激素的共同作用会使人头晕、头痛、心率加快、血压升高、出汗、浑身无力，同时食物中糖分过多、纤维素不足还易使肠道的正常菌群被清除，而这些正常菌群能产生维生素，会间接造成某些维生素缺乏，导致营养不良。空腹吃甜食，糖会与体内许多重要组织中的蛋白质发生反应，从而改变蛋白质分子结构，使蛋白质营养价值下降，不利于人体内各种蛋白质的吸收，导致慢性疾病的发生。

食糖过多会导致高血脂症、动脉硬化、肥胖症、高血压病、冠心病、糖尿病和骨质疏松等疾病。多食甜食，残留在口腔内的糖会繁殖大量细菌，产生一些有机酸和酶，直接破坏牙齿，使牙齿脱钙、腐蚀，形成龋齿和口腔溃疡。糖吃太多不但会引起肥胖，还会增加体内的自由基，加速细胞氧化，增加低密度胆固醇，诱发心血管疾病和糖尿病。食用大量甜食会导致钙、维生素 B_1 缺乏，眼睛不仅容易疲劳，还会影响视力，增加老年性白内障、近视、球后视神经炎发病概率，促发乳腺癌，引起佝偻病的发生，甚至会导致骨折。

（徐玮）

51. 酸奶、水果什么时候吃比较好？

答：酸奶不仅保留了牛奶的全部营养成分，在发酵过程中添加的乳酸菌会产生人体营养必需的多种维生素，并可避免一些人因服用牛奶而发生腹胀、气多或腹泻现象。酸奶在发酵过程中还可以增加乳制品中 γ- 氨基丁酸（GABA）等活性成分，酸奶中含有的大量益生菌类（双歧杆菌、乳酸菌等）对维持人体肠道内有益菌的种类和数量，增进肠道健康有益。虽然有关酸奶的科学饮用时间有多种多样的说法，有人认为不能空腹饮用，认为空腹饮用时胃酸会杀死益生菌，但就目前我国居民对酸奶的消费习惯来看，如果刻意强调饮用时间，并不可行。并且，即使空腹饮用也并非所有益生菌都会被胃酸杀死，到达肠道内的活益生菌，在条件合适的情况下，仍然可以繁殖，起到增进健康的作用。

水果对提高食欲和帮助消化有重要作用，并且具有特殊的保健作用如抗氧化功能、防癌抗癌功效，并能起到降血压、预防心血管疾病、延缓衰老、减肥瘦身的作用。吃水果虽然有益于健康，但必须科学食用，食用不当也会影响人体健康。吃水果的时间也存在多种多样的说法，但大多均是推测，并无科学依据，根据我国居民对水果的食用习惯，大多是在两餐之间或饭后一段时间食用，均为良好的。但是，对一些特殊人群，比如糖尿病患者，对一些糖含量较高的水果的食用则要注意尽可能在两餐之间，每次少量食用才不至于造成血糖的大幅度升高，影响对血糖的控制。

（徐玮）

52. 有人说油炸食品为垃圾食品，真是这样吗？

答：称油炸食品为垃圾食品的说法并不准确。油炸食品对健康的有害性主要表现在两个方面：①因为含有较多的油脂，能量密度大，容易造成能量摄入过多而产生肥胖；②高温加工过程所造成的营养素的损失和有害成分的生成。目前，人们对油炸食品安全性的质疑主要集中在油炸过程中产生的丙烯酰胺。瑞典科学家在研究谷类食物烹饪方法时最早发现，淀粉类食品经过120℃以上的高温加工后，致癌物质丙烯酰胺的含量会大大超出食品安全标准，从而引起了公众媒体及卫生组织的广泛关注。

丙烯酰胺是一种在室温下稳定的水溶性物质，中等毒性，可经胃肠道、呼吸道、皮肤黏膜进入血液，并很快分布到全身，近年来对动物进行的试验表明，丙烯酰胺是一种致癌物质。研究发现，富含碳水化合物的食品（如薯条、面包片、蛋糕等），在经过煎炸等高温加工处理时都会产生含量不等的丙烯酰胺，而且随着加工温度的升高，其含量也越高。而在生的食品和普通蒸煮的食品中却很少能检出丙烯酰胺。因此，一些世界医疗卫生和食品专家建议人们少吃煎炸和烘烤食品，多吃新鲜蔬菜和水果。但是，由于丙烯酰胺的产生受水分含量、淀粉含量、高温等多种因素影响，在很多油炸食品中含量并不高，如炸鱼、炸虾、炸肉等，这些食物是良好的蛋白质来源，并非垃圾食品。事实上，食品中并没有真正的"垃圾食品"和"非垃圾食品"之分。通常所指的"垃圾食品"一般都具备单一营养素密度过大的特点，但是如果合理搭配，做到膳食均衡，垃圾食品也就不存在了。相反，如果过度食用某一种食品，这种食品再好，也会因为膳食不平衡而成为"垃圾食品"。

（徐玮，汪曙晖）

53. 腌制类食品有特殊的风味，常吃好不好？

答：腌制是保存食物的一种非常有效的方法。如今，腌制已经从一种保存手段演变成一种独特风味食品的加工技术。但是，随着腌制类食品中的有害物质逐渐被发现，其安全性问题也引起了大家的重视。而最受关注的就是腌制类食品中亚硝酸盐含量的问题。腌制类食品中的亚硝酸盐一部分来自盐分中的杂质，另一部分来自腌制时人为加入和在腌制过程中产生的，在腌制肉制品时，为发色、抑菌及风味需要，常要人为加入硝酸盐，硝酸盐可能被微生物还原成亚硝酸盐。亚硝酸盐在人体中易与胺类物质结合，形成致癌物亚硝胺。

此外，腌制类食品中一般含有较多的食盐，造成常进食腌制类食品者肾脏负担加重，患高血压的风险增高。蔬菜在腌制过程中，维生素 C 被大量破坏，降低了蔬菜的营养性。所以，腌制类食品不宜过多食用。

另一方面，随着食品工业的科技进步，腌制食品中亚硝酸盐的问题已在逐渐变得并不严重，现在还有很多食盐含量较低的腌制类食品。

因此，合理选择、适量消费，即使经常食用腌制食品也不会对健康造成危害。

（徐玮，汪曙晖）

54. 吃啥补啥的说法，有什么科学依据吗？

答：民间有："吃啥补啥""以形补形""脑子不好多吃核桃""男人吃腰子补肾虚"等说法。这些说法源自古老的中医食疗方法，对人们现在的饮食仍有一定影响，但这种说法是没有科学依据的。例如核桃结构形似人脑，民间就有吃核桃补脑之说。其实民间所说的"吃啥补啥""以形补形"等说法是不科学的。就核桃有补脑效果而言，不是核桃形似大脑，而是因为核桃里面含有丰富的不饱和脂类，它们对大脑的健康发育是非常有效的。其实，核桃中含有的健脑成分，在大部分坚果中也都具备，像杏仁、花生、腰果、榛子等，甚至它们的成分含量相对核桃来说更多。此外，还有类似于吃猪血可以补血的说法。其实是由于猪血中含有丰富的蛋白质和氨基酸，还有铁、钾、

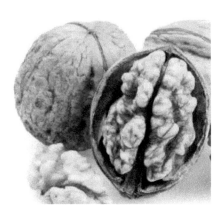
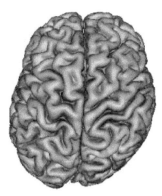

钙、铜、锌、钴等微量元素，尤其铁含量很高。蛋白质和铁都是血红蛋白的重要组成成分，所以食用猪血对增进人体健康、改善人体新陈代谢具有一定的作用。

人体对某种成分的吸收是有自身调节作用的，各种代谢之间是相互联系的，对各种营养素的吸收利用也是相互协调进行的。就比如说补钙，它的生物有效性受多方面影响，除受食物中钙含量的影响外还与其存在形态、身体是否缺钙、食物中是否有抗钙或是否存在促钙吸收成分等有密切关系。因此，吃什么补什么缺乏科学性，相反如果对某种食物摄入过多还有可能引起不良后果。

（汪曙晖）

55. 路边麻辣烫方便可口，常吃好不好？

答：麻辣烫作为美味可口的川味小吃，受到了街头巷尾很多人的青睐。但也有部分消费者认为，麻辣烫味道虽美，其中也有健康隐患。其实麻辣烫本身并没有危害，只是麻辣烫的经营方式有待提高，如大多以路边小摊为主，监管缺位，卫生状况不能保证，导致存在健康隐患问题。

首先，由于卫生状况不佳，街边的麻辣烫中含有大量的细菌，容易引起细菌性食物中毒。其次，麻辣烫可能会成为一些传染性疾病的传播途径，因为食用街边麻辣烫时，经常是许多人共用一锅汤汁、一盘调料，竹签也多次反复使用，若遇有甲型肝炎或乙型肝炎患者或者肠道病毒携带者，就可能发生病菌的传播。另外，麻辣烫的水一般都是长时间使用，反复煮沸，更换不及时会导致水中的重金属、亚硝酸盐等有害物质含量非常高，食用过量会危害身体健康。但如果卫生状况达到要求，麻辣烫还是方便可口的小吃，对健康没有什么影响。

所以，在享受路边麻辣烫的美味和便捷的同时，也一定要注意卫生条件，尽量选择卫生条件合格的麻辣烫食品。（徐玮）

56. 啤酒中含有哪些营养成分？
啤酒肚是怎么回事？

答：啤酒营养丰富，而啤酒肚与饮啤酒关系不大。每升啤酒中的基本营养成分主要包括约 50 克碳水化合物、约 3.5 克蛋白质水解产物、约 35 克乙醇。啤酒中碳水化合物和蛋白质的比例约为 15∶1，比较符合人类的营养平衡需求。另外，啤酒中还含有丰富的无机盐离子、维生素以及抗氧化物质。啤酒中含有丰富的钙、磷、镁、锌离子及硅等矿物质，且啤酒中 1∶4.5 的钠钾比有助于人体保持细胞内外的渗透压平衡，也非常有利于人们解渴和利尿。啤酒从原料和酵母代谢中得到的水溶性维生素含量也非常丰富，含有丰富的维生素 B_1、维生素 B_2、维生素 B_6、烟酰胺、泛酸、维生素 H、肌醇、胆碱及叶酸。啤酒中还含有多类抗氧化物质，从原料麦芽和酒花中得到的多酚和类黄酮，在酿造过程中形成的还原酮和类黑精，酵母分泌的谷胱甘肽等都是协助消除氧自由基积累的非常好的还原性物质。

啤酒这么有营养，那是否就是啤酒肚形成的原因呢？事实上，啤酒肚的形成与饮用啤酒本身并无多大关系。经常大量喝啤酒的人，如果饮食生活又不规律，还经常暴饮暴食，并且在喝啤酒的同时会过多地食用能量较高的下酒菜，会造成能量的过量摄入，这是啤酒肚形成的主要原因之一。另外，虽然啤酒能量密度并不高，但是过多的饮用也会造成能量的额外摄入，大约 500 毫升啤酒的能量与一碗米饭的能量相当，再加上很多上班族长时间坐着办公，缺乏运动，容易造成腹部脂肪囤积，形成啤酒肚。

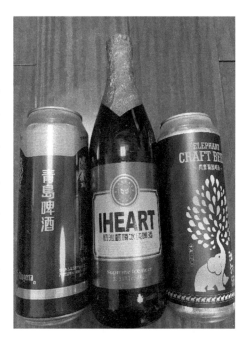

（徐玮）

57. 中国老百姓喜食豆制品，大量食用豆制品的好处和坏处各有哪些？

答：大豆营养十分丰富，豆制品经过煮沸、磨碎等工艺，使其营养成分变得更容易被人体吸收利用，已成为人们日常生活中必不可少的菜肴之一。大豆制品蛋白质含量高，氨基酸组成较为平衡，人体必需的 8 种氨基酸，除了甲硫氨酸含量稍低外，其他必需氨基酸含量都比较丰富。

除了提供一般营养外，豆制品还具有许多保健功能。首先，常吃豆制品可以避免胆固醇过高。大豆和豆制品中含有多种降低胆固醇的物质，除了大豆自身胆固醇含量极低外，豆油中还含有丰富的亚麻酸和亚油酸，这类多不饱和脂肪酸具有软化血管的功能，并能帮助将人体内过多的胆固醇排出体外。豆油中的卵磷脂对预防高血脂和脂肪肝也有一定的益处。其次，大豆中含有丰富的磷、硒等微量元素及维生素 B_1、维生素 B_2、维生素 A、维生素 D 等维生素。

大豆虽然营养丰富，但其含有的一些抗营养因子也会影响人体对营养物质的消化吸收和身体健康，如胰蛋白酶抑制素、凝血素等，而且大豆中含有一种称作皂角苷的物质能促进人体内碘的排泄，如果食用不当也有一定的安全隐患。我国对大豆消费的主要形式是豆制品（豆腐、豆干、豆浆、豆腐乳等），其中的抗营养因子含量甚微，不会引起健康问题。

（徐玮）

58. "纯天然、多样化和少加工" 的饮食习惯有益于人体健康，这种说法有道理吗？

答："纯天然"是指那些生长在自然界中，未经人为加工的食物原料。也就是说多选择自然界应季生长的、化肥农药施用少的蔬菜水果，如春季的菠菜、韭菜、蒜等，夏季的西瓜、桃子、黄瓜、番茄，秋季的苹果、柿子、山药、玉米等，冬季的白菜、萝卜、红薯等。食物尽量是纯天然的，可减少催熟、贮藏保鲜等环节，这样既节约了能源，又减少了食物的安全隐患。但纯天然并不一定就绝对好，比如一些纯天然食物中缺乏某些营养素，需要进行人为添加或品种改良，这类食物称"营养强化食品"，某些纯天然的食物原料中含有抗营养因子，必须经过人为加工才更适合食用。

"多样化"是指在一段时间内尽量摄入多种食物。也就是说摄入的植物性食物和动物性食物要均衡，以植物性食物为主，应占每顿饭或每天摄入食物的2/3以上。植物性食物中要有各种各样的蔬菜、水果、豆类和粗加工的谷类等。同样，动物性食物中要有各种各样的鱼类、贝类、畜产品、禽产品等。

"少加工"是指膳食品种要多样化并尽量减少加工过程，也就是要营养全面均衡，并尽量减少没有必要的营养损耗。当然，必要的加工还是要的，比如对豆制品、谷物的加工有利于除去抗营养因子等。

（汪东风）

59. 粗粮比精粮营养全面吗？

　　答：粗粮比精粮营养全面。所谓粗粮或精粮是相对的，主要是指谷物在加工时的精细程度，加工简单或不加工，直接食用就是粗粮，如我们平时吃的没有经过加工的玉米、小米、各种干豆类等。精粮是经反复加工脱皮壳等工艺后的精粉、米。因为谷物不同部位中营养成分不同，加之加工的热作用，谷物加工得愈精，精粮中的膳食纤维、维生素、蛋白质、纤维素、矿物质等损失得愈多，所以粗粮中保存了许多精粮中没有的营养。另外，很多粗粮中许多成分还具有某些特殊功能，如膳食纤维可加速肠部蠕动，增加饱腹感，以及预防肥胖、高血脂、糖尿病等。但对于胃肠功能很差、经常腹泻的人和正在生长发育的孩子来说不宜多吃粗粮。总之，粗粮与精粮要搭配得当，对健康才有利。

（汪曙晖）

60. 哪些烹调习惯营养损耗较大？

答：食品的营养与安全取决于食物原料和加工过程，如果食物中营养成分丰富，加工过程中损失又少，由这种食物加工而成的食品营养就高。那么，哪些烹调习惯或加工过程会损失较多的营养呢？

首先，烹调前的清洗与营养损失有关。制作米饭时，用温水、长时间浸泡及反复用力搓洗的淘洗方式，会使大量的水溶性维生素、蛋白质、矿物质等损失。洗菜时先切后洗及反复用力搓揉的方式会促进营养素的氧化和可溶物质的流失，使蔬菜的营养价值降低。蔬菜用刀切成形后放置较长时间，因氧化、呼吸消耗等也会造成营养素的破坏。

其次，烹调方法与营养损失有关。炒菜是我国烹调蔬菜较常用的方法之一，若炒菜时不能做到旺火快炒，则炒的时间越长，营养素损失越多，尤其是热敏性维生素损失较多。但炒又比用油炸好，在油炸食物时，热敏性维生素损失更多，还会发生脂肪变性、糖类等在高热情况下产生有毒物质等情况。

　　最后，随着生活节奏加快，有些人会一次炒制较多菜肴存放，而经多次加热食用，这种饮食方式，在存放及加热过程中营养损失较多且存在食用安全风险应予改变。

（汪东风）

61. 有人说红茶养胃，绿茶伤胃，那对于胃不好的人来说喝红茶有益于胃健康吗？

答：这个观点是不对的。依据茶鲜叶在其加工过程中多酚类物质在酶促作用下发酵氧化的程度，茶叶可分为不发酵茶、半发酵茶和发酵茶。绿茶就属于不发酵茶，红茶属于发酵茶。绿茶中的多酚类由于受酶促氧化作用少，所以一般含量较多；而红茶相反，多酚类在酶促作用下氧化得多，所以红茶中多酚类含量少。多酚类能与蛋白质作用，形成多酚类蛋白质的复合物，并影响蛋白质的吸收。因为胃消化酶都是蛋白质，所以茶叶对胃消化酶活性都有一定的影响，只是因为绿茶多酚类含量高，所以对胃刺激较大，有伤胃之说；红茶因其多酚类大部分已被氧化成茶红素、茶黄素及茶褐素，未被氧化的多酚类保留得少，所以对胃刺激较小或没有刺激性，有养胃之说。因此，红茶养胃之说只是相对的。

胃不好有多种原因，靠喝红茶来养胃是不科学的，建议在专业人员指导下进行有效医治。

（汪东风）

62. 为什么晚上喝茶常不易入睡？

答：我国生产的茶叶种类齐全，品质优异，深受各国人们的喜爱。现代茶学及医学均证实合理饮茶有益健康。不少消费者常说，虽喜欢喝茶，可晚上喝茶后不易入睡。为什么晚上喝茶常不易入睡呢？

这主要有两方面的原因。其一，茶叶中有一类成分，即茶生物碱，它由咖啡碱、茶叶碱和可可碱三种成分组成，其中，咖啡碱约占茶生物碱的90%。茶叶中咖啡碱含量一般占干重的2%～5%，茶叶原料愈嫩，即由芽及嫩叶制备的茶叶，咖啡碱含量就愈高。咖啡碱在生理上有刺激人体中枢神经系统兴奋，加强肌肉收缩等作用，可使人的头脑清醒，有助于思维，并可促进血液循环，利于尿液排出，以及可使机体解除疲劳等功能。因此，睡前喝茶因其咖啡碱的兴奋作用，就会使人不易入睡，甚至失眠。其二，咖啡碱也有成瘾性，一旦停用会出现精神委顿、浑身困乏疲软等各种戒断症状，但咖啡碱成瘾性较弱，一天由饮用茶叶而获取的咖啡碱是有限的。对于常饮茶的人来说，习惯或依赖咖啡碱的原因，晚上喝茶后不易入睡的情况很少。也就是说，对于喜欢喝茶的人，建议在泡茶用量及饮茶时间上循序渐进，以逐步达到晚上喝茶不影响入睡的效果。（汪东风）

63. 正常人需要每天补充复合维生素制剂吗?

答: 不必要。谈到补充维生素, 有人建议每天吃一粒复合维生素较好, 它可预防因维生素不足所引起的疾病。那么对于大多数正常人来说, 真的需要每天补充复合维生素吗?

维生素, 是人体必需的营养素之一。根据维生素的性质, 它可分为水溶性维生素与脂溶性维生素两类。水溶性维生素主要包括维生素 B 群及维生素 C 群, 由于是属水溶性, 在服用过量时, 较容易由尿液及汗液中排泄出来, 因服用过量而中毒的概率也极低。脂溶性维生素主要包括维生素 A、维生素 D、维生素 E、维生素 K。脂溶性维生素的吸收与代谢主要与体内脂质的生化代谢途径相似, 如食用过量时便会囤积在人体中, 不会轻易排出体外, 因此, 较不容易产生缺乏症, 若过量也较易引起中毒。

营养调查结果显示, 我国居民维生素缺乏情况比较常见, 但是, 并不建议所有人都服用维生素制剂, 对于大多数正常人来说, 通过改善饮食, 做到膳食均衡, 可不必每天补充复合维生素。盲目的补充复合维生素制剂是没有必要的。营养研究的结果也表明，合理饮食可以预防维生素缺乏，饮食调节是最安全的补充维生素、预防维生素缺乏的方法。

（汪曙晖）

64. 饮食能量为零卡路里的食物 或饮料是不是就不会发胖？

答：有一定道理。一般来说，成人每天需要 2000 千卡（卡路里）的能量来保障基础代谢的消耗和维持身体各机能的基本需要。人类生存及运动等需要的能量，基本上是从食物中获取的。食物中的能量含量是该食品产生多少潜在能量的量度标准。如，1 克碳水化合物含 4 千卡路里，1 克蛋白质含 4 千卡路里，1 克脂肪含 9 千卡路里。机体所需要的能量是通过代谢作用从食物中获取的。当摄入能量超过每日所消耗的能量时，多余的能量就会以体脂肪的形式储存在体内，长此以往，造成超重和肥胖，对健康产生不利影响。可见，控制总能量的摄入是预防和控制肥胖的重要手段。

为什么零卡路里饮料少了糖，却还是有甜味的？这其中就是用阿斯巴甜、安赛蜜和蔗糖素这样的工业甜味剂代替了糖。阿斯巴甜是最常见的甜味剂，甜度是蔗糖的 200 倍。市场上所谓的零卡路里食品或饮料，可能并不是真正零卡路里的，这是因为关于零热量的标识是有规定的，是指总量不超过一定数值的产品，而不是说热量完全为零。根据 GB 28050—2011《食品安全国家标准　预包装食品营养标签通则》的规定，当某食品营养成分含量极微或其摄入量对人体营养健康的影响微不足道时，允许标示"0"的数值；制定的标准是，每100毫升或100克未满4千卡（17千焦），即可标示为"kcal 0"或零卡路里（no kcal）。零卡路里饮料之所以能标示为0卡路里是因为每克的阿斯巴甜只含有4千卡的热量，一般的零卡路里饮料里面只加入了少量（不足1克）的阿斯巴甜，所以热量几乎可以忽略不计。由此可知，从减肥或控制体重、预防肥胖的角度来看，选择零卡路里的食品或饮料，也是有效的方法之一。

但是，零卡路里饮料其实并不健康，虽然少了糖，但是这些代糖对人体的危害更大。研究发现，摄入这些代糖会影响人体的激素分泌，导致新陈代谢变慢，而且也减弱了自身的体重控制系统，同时还会增加人们对甜食的渴望和饥饿感，从而会因吃得过多而导致肥胖。

（汪曙晖）

65. 如何选择较健康的零食呢？

答：零食是人们比较喜爱的小吃，也是丰富人们生活的一部分。但由于害怕增加体重、影响正餐胃口，成人总是有节制地吃零食，而且父母也经常控制孩子吃零食的量。然而适当地吃些零食，对人体是有好处的，尤其是对于那些胃口小的老年人、儿童及某些特殊人群等，适当的零食是他们饮食的重要补充或继续工作的动力。另外，准备适当的零食也是社交与休闲活动的内容之一。那么如何选择较健康的零食呢？

零食可以分为两类："日常"零食和"偶尔"零食。"日常"零食应重营养，轻口感，"偶尔"零食则相反。也就是说，"日常"零食是为满足生理需要，以补充营养需要为主的，而"偶尔"零食则不以补充营养物质为主，主要是为了偶尔满足一下口福。

"日常"零食建议备些牛奶、果蔬汁、苹果、香蕉、葡萄干、梅干（去核）、胡萝卜、西红柿、黄瓜、玉米棒（蒸／微波炉烤）、海苔、山楂片、原味饼干或半甜饼干等。

"偶尔"零食种类多，建议少吃或不作为主餐，主要有各类糕点、糖果、饼干、馅饼、巧克力、甜食、薯条、冰淇淋和爆米花等。

　　坚果类是很好的零食，因其矿物质和维生素含量高，并且富含优质蛋白质而受到各国营养学者的推荐。其实，零食的范围相当广泛，不少传统零食的营养含量也较为丰富，如盐水毛豆、五香花生和奶油蚕豆、烤红薯和煮玉米等。只要在吃零食时尽量选天然来源的食品，在两餐之间或饭前吃，并适当减少正餐食量，基本上就能达到既吃了零食，又不增加体重的目的。

（汪曙晖）

66. 哪些食品有助于减肥或预防肥胖?

答:保持正常的体重是健康的必要条件之一。通过科学的饮食就可以达到保持正常体重的目的。那么如何科学的饮食或哪些食品有助于减肥或预防肥胖呢?

首先,营养要均衡不过剩。也就是说要多样化摄入食物,以保证人体所需的营养都能通过饮食得到补充。根据 2016 年版《中国居民膳食指南》中平衡膳食宝塔推荐的每日摄入量,谷薯类食物为 250 ～ 400 克、蔬菜为 300 ～ 500 克、水果为 200 ～ 350 克、动物性食物为 120 ～ 200 克、液态奶为 300 克、大豆及豆制品 25 克以上、蛋类为 280 ～ 350 克,并推荐每周应至少 5 天进行中等强度的身体活动,累计 150 分钟以上;并坚持日常身体活动,平均每天主动身体活动 6000 步。

每天按上述比例摄入食物,基本上就能做到营养均衡。其次,在饮食上要多果蔬、少油肉,并按早晚餐各 30%、中餐 40% 的比例进行分配。坚持按上述要求去做,基本上就能防止肥胖。具体到哪些食品有助于减肥? 可以参考有关资料。一般来说,少油脂、低热量的食品及海洋类食品是较好的选择。 (汪曙晖)

67. 常说隔夜茶不能喝，有道理吗？是不是隔夜菜也不能吃？

答：此类说法是没有道理的。隔夜茶能不能喝的问题，实质上就是指茶泡多久后不能喝？因为隔夜茶的概念很难界定，早晨泡的茶下午喝很常见，深夜泡的茶，茶汤中发生的变化比白天要小得多，上午喝更正常。所以说隔夜茶不能喝，是没有道理的。其实茶汤放久了，主要的变化是茶多酚进一步氧化，生成有色的氧化产物，使茶汤颜色加深。这些有色的氧化产物在发酵茶及半发酵茶中含量较多，如红茶，它们不仅无毒，而且还有一定的保健功能。因此，原则上茶泡后只要不变质都能喝，当然最好还是当天泡茶当天喝。

与茶叶不同的是，人们日常食用的蔬菜由于含有硝酸盐及亚硝酸盐，隔夜菜中亚硝酸盐的含量就会增多，对健康有一定的隐患。另外，如在天气炎热时，隔夜的饭菜常受细菌污染，食用后很容易引发胃肠炎。不过蔬菜中的硝酸盐含量一般来说是不高的，隔夜菜中亚硝酸盐含量也不会增加多少，低含量的亚硝酸盐并没有致癌作用，这也是亚硝酸盐还作为肉制品食品添加剂的原因。因此，隔夜菜不能吃的说法有些言重了，当然尽量当餐菜看当餐用完，若有剩余尽量低温存放较好。（汪东风）

68. 茶是不是越陈越好？茶有保质期吗？泡茶的水温以多少摄氏度为好？

答：茶叶根据其发酵程度一般可分为三大类：不发酵茶、半发酵茶和发酵茶。不同的茶类其品质特点和要求是不同的，因此，它们的保质期也就不同。一般条件下，不发酵茶，如绿茶、白茶，其保质期是一年；发酵茶，如红茶，它的保质期比绿茶长些，但也不是越长越好，一般

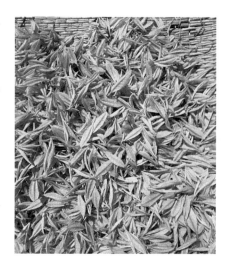

在 1～2 年；半发酵茶，如黄茶、多数乌龙茶，它们的保质期一般为 1 年左右，黑茶及部分乌龙茶品种保质期可达 10 年以上。因此，并不是所有的茶叶都是越陈越好，茶叶是有保质期的。

泡茶的水温以多少摄氏度为好？这也要依茶类及茶叶原料的不同而定。一般是若茶叶原料较粗老，其泡茶的水温要求就越高，否则反之。如用茶树芽叶制备的高档绿茶，宜用85℃左右的水为好；用一定成熟度的茶鲜叶加工成的黑茶及乌龙茶，宜用 95～100℃的沸水。　　　　　　　　　　（汪东风）

69. 都说喝茶好，那么如何选购茶叶呢？

答：茶起源于中国。茶叶含有多种功效成分，如茶多酚、茶多糖、芳香成分、生物碱等，史书及近代茶学资料中都有喝茶有益健康的记载。

选购茶叶不是一件易事。选购茶叶时可考虑以下三点：

首先，根据自己的喜好及身体状况来选购。一般来说，习惯喝浓茶的不宜选用芽茶；有慢性胃病的及老年人适宜饮用红茶及普洱茶；想要减肥、预防糖尿病及吃了油腻食物或饮酒后宜选择乌龙茶或粗老茶。

其次，要根据经济条件来选购。一般来说，芽茶、早春头轮茶及品牌茶，价格较高，常作为礼品茶，习惯饮淡茶的可选购。

最后，还要了解茶叶品质好坏。茶叶的好坏，主要从色、香、味、形四个方面鉴别，但是对于普通的消费者来说，在购买茶叶时，一般只能观看干茶的外形和色泽，闻干香，此时注意有无正规包装及标识。选购的茶叶量较大时，建议事先了解一些关于茶叶的专业知识或请内行人士陪同较好。

（汪东风）

70. "保健食品"真有说明书上所说的保健作用吗？购买保健食品时应注意什么？

答：有。若某保健食品是正规厂家生产的产品，这个保健食品就应该拥有说明书上所标示的保健功能。根据国家对保健食品的相关规定，保健食品中应含有一定量的功效成分，能调节人体的机能，具有特定的功效，适用于特定人群，虽然不以治疗疾病为目的，但是可以起到预防和辅助治疗的效果。

购买保健食品时应注意的问题：

① 保健品不是药品，虽具有调节生理功能的效果，但没有治疗的作用。应以辅助治疗为目的进行购买，而不是以治疗疾病为目的进行购买。

② 注意标志和批号。国产保健食品注册号格式为：国食健注 G+4 位年代号 +4 位顺序号；进口保健食品注册号格式为：国食健注 J+4 位年代号 +4 位顺序号。保健品的"药健字"在 2004 年前已被取消，市场上已不允许这种批号流通。

③ 根据我国法律法规，保健食品的属性为食品，2018 年机

构改革后保健食品等特殊食品由市场监督管理局监管，可以在国家市场监督管理局特殊食品安全监督管理司官网的"特殊食品信息查询"中查询，具体网址：http://tsspxx.gsxt.gov.cn/gcbjp/tsspindex.xhtml。

④ 理性选择保健品。每种保健品都有适宜的人群，选购时应该按照个人的差异，认真选择。

（王玉明）

71. 食物中钙和铁含量的高低是补钙和补铁类食品的唯一依据吗？补钙补铁应注意什么？

答：不是。铁和钙是人体不可缺少的成分，对人体的发育尤为重要。铁对人体有许多生理作用，其中之一就是为制造红细胞提供原料。红细胞里充满着血红蛋白，它是红细胞的主要组成部分，有运输氧气的作用。人的红细胞生存期约为120天，每天都有一定量的红细胞破坏死亡，这就需要有新的红细胞来补充，因而也就需要从食物中获得一定量的铁。同样，钙对人体也有许多生理作用，钙对所有生物都是必需的，它既是生物体内重要的结构组织成分，又作为生理作用离子参与调节细胞的多种生理过程。

在人们的日常饮食中，除了脂肪和油类，大多数食物均含少量的铁，含铁丰富的食物有：海带、紫菜、木耳、香菇、动物肝脏、肉类、动物血、豆类等，但是，铁含量的高低并不是判定补铁类食物的唯一依据，还应考虑消化吸收利用率的问题。一般来说，动物性食物中的铁一般以血红蛋白和肌红蛋白的形式存在，消化吸收利用率一般高于植物性食物，因此，动物血液、肝脏、瘦肉是良好的铁的来源。

补钙的最佳食物是牛奶和豆制品。所以每天应多摄入奶及奶制品，再加上蔬菜、水果和豆制品的摄入，已经能够满足人体所需。此外，只有维生素 D 参与，钙才能被人体吸收和利用。维生素 D 缺乏会导致少儿佝偻病和成年人的软骨病。由于婴儿的主要食物是母乳或奶粉，二者的钙量都已经足够，因此国内外儿科医生通常都不推荐婴幼儿额外补钙，但是母乳中维生素 D 的含量远不能满足宝宝的需求，所以儿科医生都推荐给婴幼儿补充维生素 D 来起到预防缺钙的目的。

钙与铁一样，并不是含量越高越好，也要考虑消化吸收利用率。一般情况下，食物中的无机钙消化吸收利用率低于 20%，而有机钙、螯合钙等吸收率相对较高。另外，人体对钙的吸收率较低，遵循少量多次的原则也有利于钙的吸收。

（王玉明，汪曙晖）

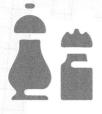

第四部分：

特定人群

（孕妇、婴儿、青少年、老人、超重与肥胖者、糖尿病患者、高血脂高血糖患者、食物过敏患者、职业病患者等）

的营养问题

72. 婴幼儿奶粉为何要添加 DHA 和 ARA，其含量越多越好吗？

答：婴幼儿奶粉添加 DHA 和 ARA 是有必要的，但不是越多越好。DHA 是二十二碳六烯酸的缩写，属于多不饱和脂肪酸的一种，大量存在于人体大脑皮质及视网膜中，是婴幼儿脑部和视网膜发育不可缺少的营养素。DHA 在海鱼中含量比较多，在母乳中也有，但在一般食物中含量比较少，在婴幼儿奶粉中适量添加 DHA 对婴幼儿的脑神经系统发育有益。ARA 是花生四烯酸，也是一种多不饱和脂肪酸，在成人体内可以由必需脂肪酸——亚油酸转化而成，但是婴幼儿体内合成 ARA 的能力较低，而 ARA 又是婴幼儿的必需脂肪酸，因此对于婴幼儿来说，在奶粉中添加一定量的 ARA，会更有利于婴幼儿体格的发育。

既然 DHA 和 ARA 对于婴幼儿生长发育有这么多好处，是否越多越好呢？单从营养摄入的角度来说，任何营养素的摄入都必须适度，摄入过量就会打破人体所需平衡，反而会产生有害效果。过量的 DHA 和 ARA 会产生一些副作用，如凝血能力下降、体内过氧化水平升高、免疫力低下等问题。卫生部公布的《食品安全国家标准 食品营养强化剂使用标准》中要求，儿童配方奶粉中 DHA 和 ARA 的含量占总脂肪酸的比例不得高于 0.5% 和 1%，所以婴幼儿奶粉中添加的 DHA 和 ARA 并不是越多越好。（王玉明）

73. 为保证健康妊娠，孕妇在饮食上要注意什么？

答：孕妇作为特殊人群，在日常饮食生活中，不仅要重视加强营养，适量吃些营养丰富的食物，也要在膳食结构、饮食烹调、饮食卫生以及食品选择等方面更加慎重，同时孕妇的饮食需要根据妊娠不同阶段的营养需求来安排。

一般情况下，在备孕时每天就应该服用 400 微克叶酸。叶酸能够有效预防胎儿神经管畸形的发生。食物中也含有叶酸，例如菠菜、西红柿、胡萝卜、龙须菜、油菜等，备孕期间也可以适量摄入。

妊娠早期，许多孕妇都会有恶心、呕吐、厌食等早孕反应，造成进食不足，营养不良。然而，这个时期正是胎儿各个器官处于分化形成的阶段，营养不良可导致畸形的发生。因此，在这个时期，孕妇要注意以下几点：①选择清淡、易消化、可增进食欲的食物；②少食多餐，保证足够的进食；③建议每天服用适量叶酸和维生素 B_{12}，预防胎儿神经管畸形的发生。

妊娠中晚期，是胎儿迅速生长和大脑迅速发育的阶段。孕

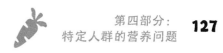

妇自身也开始贮存脂肪、蛋白质等，同时对钙、铁等必需营养成分需求增多。孕妇必须增加能量和各种营养素，饮食要做到全面多样，荤素搭配，以保证胎儿的正常生长。所以在这个时期孕妇饮食应该注意：①每天需要进食 200 ～ 250 克谷类以提供能量、蛋白质和 B 族维生素；②每天进食大豆及豆制品 50 ～ 100 克；③每天摄入动物性食品 200 ～ 250 克，鸡蛋 1 ～ 2 个。每周至少进食一次海产品以补充碘、锌等微量元素；④每天需牛奶 300 ～ 500 毫升，水果 200 ～ 400 克，坚果 10 克，烹调油 25 克，食盐不超过 6 克，其他食物均需要根据孕妇的具体情况进行适当调整。

（王玉明，汪曙晖）

74. 老年人在饮食营养上要注意什么？

答：老年人在饮食营养上要注意以下几点：

① 平衡膳食，维持能量摄入与消耗的平衡，饮食饥饱适中，保持理想体重，防止肥胖，BMI 宜在 18.5 ～ 23.9。

② 控制脂肪摄入，脂肪产能占总能量的 20% ～ 30%。

③ 蛋白质要以优质蛋白质为主，荤素合理搭配，应该多吃奶类、大豆及其制品和鱼类。

④ 碳水化合物以淀粉为主，增加富含膳食纤维的食物摄入。

⑤ 保证充足的新鲜蔬菜和水果的摄入，补充机体所需的抗氧化营养素（β- 胡萝卜素、维生素 E、维生素 C 和硒等），新鲜蔬菜每天摄入量 400 ～ 500 克，水果 100 ～ 200 克。

⑥ 重视钙、铁、锌等的补充。

⑦ 食物要粗细搭配；烹调要注意色香味、柔软度，不吃或少吃油炸、烟熏、腌制的食物。

⑧ 少食多餐，不暴饮暴食，饮食要清淡少盐，不吸烟，不过量饮酒。

（王玉明，汪曙晖）

75. 孩子在长身体阶段，是不是只需多喝骨头汤就行了？

答：孩子在长身体的阶段，仅有骨头汤是不够的。孩子长身体的过程中需要各种各样的营养素，骨头汤中的营养成分主要是钙、磷、脂肪和少量的蛋白质。骨头汤对身体发育所需的大量蛋白质的补充却极为有限，所以孩子在长身体时要适量进食骨头汤，但仅有骨头汤是不够的，要保证孩子身体成长的需要，还应从以下多个方面考虑：

① 补充蛋白质。骨细胞的增生和肌肉、脏器等发育都离不开蛋白质。鱼、虾、瘦肉、禽蛋、花生、豆制品中都富含优质蛋白质，应注意多补充。

② 供给维生素和纤维素。应多吃些蔬菜和水果。

③ 增加矿物质。钙、磷是骨骼的主要成分，所以要多补充牛奶、虾皮、豆制品、排骨、海带、紫菜等含钙、磷丰富的食物。另外，要到户外多晒太阳，增加紫外线照射机会，以利于体内合成维生素 D，促使胃肠对钙、磷的吸收，保证骨骼的健康成长。

④ 保证充足睡眠。睡眠不仅可消除疲劳，而且当人体入睡后，生长激素分泌得会比平时旺盛，且持续时间较长，有利于生长。

⑤ 多参加体育锻炼。经常参加适宜的体育锻炼，能促使全身血液循环，保障骨骼肌肉和脑细胞得到充足的营养，刺激生长激素分泌，促进人体生长。

（王玉明）

76. 成年女性应如何补铁？

答：成年女性容易缺铁，这是由女性的生理特点所决定的。那么成年女性如何补铁呢？补铁应该注意以下几点：

① 吃富含铁元素的食物。肝、肾、血、心、肚等动物内脏含铁量特别丰富，而且吸收率高。其次为瘦肉、蛋黄、河海产品，如鱼子、虾子等动物性食物。植物性食物中，以紫菜、海带、黄豆、黑豆、豆腐、红枣、黑木耳等含铁量较高，但吸收率没有上述动物性食物高。植物性食物，如能同肉类或富含维生素 C 的蔬菜、水果共同进食，可大大促进铁的吸收。

② 食用"铁"强化食品，如"铁"强化酱油，"铁"强化的豆浆、奶粉、米粉等。这些食品，在营养标签或标识上都有说明，应注意细心选择。

③ 注意荤素、果蔬搭配。食物的合理搭配能提高植物性食物中铁的吸收率，而且新鲜水果、蔬菜含大量维生素 C，也可以增加铁的吸收。

（王玉明，汪曙晖）

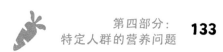

77. 配方奶粉可以完全替代母乳喂养吗？

答：配方奶粉不可以完全替代母乳喂养。母乳中含有婴儿出生后4～6个月内生长发育所需的多种营养物质。如适合新生婴儿的蛋白质、脂肪、β型乳糖、免疫球蛋白、钙、磷和足量的维生素等营养成分；母乳温度适宜、新鲜无菌、清洁卫生，同时又经济方便，是初生婴儿理想的食物。此外，母乳中还含有一些有利于婴儿健康和生长的成分。母乳的营养成分是最丰富、最均衡、最安全和比例最合理的。一般配方奶粉最基础的原料都是牛奶，而牛奶的主要成分及配比决定了它并不完全适合喂养婴儿。因为牛奶成分中含有的饱和脂肪酸和酪蛋白相对母乳多，同时α型乳糖也会刺激消化道使其不易消化，而且钙磷比为1:1时，易影响婴儿对钙的吸收。还有一些配方奶粉中因蛋白质和矿物质含量较高，反而会加重婴幼儿的肾脏溶质负荷。另外，母乳中含有的不饱和脂肪酸DHA等对孩子大脑智力发育有很重要的作用，含有的抗体和β-胡萝卜素则有助于提高宝宝的免疫能力。所以，母乳是宝宝的首选食物。另外，吃母乳长大的孩子成年后出现肥胖症、高血压、糖尿病、过敏性疾病等问题的概率相对较低。再者，母乳喂养还可以降低孩子发生某些类型白血病的风险。

134

人工喂养配方奶粉还增加了婴儿过敏、腹泻、便秘、呼吸道疾病的感染率。人工喂养时使用的水、奶瓶、奶嘴等，若未做好消毒程序，孩子感染疾病的概率会更大。因此，建议尽可能用母乳喂养宝宝。

（王玉明，汪曙晖）

78. 儿童喜欢喝碳酸饮料，到底好不好？

答：建议儿童少喝碳酸饮料。目前，碳酸饮料几乎受到了所有儿童的青睐，但是，常喝碳酸饮料会对儿童的健康造成很多不利影响：

① 易造成肥胖。碳酸饮料一般含有约 10% 的糖分，经常喝容易使人发胖，引发一系列的健康问题。

② 损伤牙齿。软饮料显然是造成龋牙的重要原因之一。软饮料中的酸性物质会软化牙釉质，使牙齿容易产生龋洞。

③ 导致骨质疏松。碳酸饮料中通常都会含有磷酸盐，大量磷酸的摄入会影响钙的吸收，引起钙、磷比例失调。因此，常喝碳酸饮料会使骨骼健康受到威胁。尤其是对处在生长发育过程中的青少年来说，钙的吸收受到影响就会造成骨骼发育缓慢、骨质疏松。所以有资料显示，经常大量喝碳酸饮料的青少年发生骨折的概率是其他青少年的 3 倍。

因此，建议家长和老师引导儿童养成健康的饮食习惯，适度饮用碳酸饮料，保证少年儿童的健康成长。　　　　（徐玮）

79. 目前青少年营养过剩与营养缺乏现象较严重。如何进行饮食调整？

答：膳食营养是人类生存的基础。改革开放以来我国的食物供应和人群营养状况虽得到明显改善，但是营养问题依然存在，主要表现在两个方面：营养缺乏和营养过剩。

众所周知，我国经济发展不平衡现象仍然存在，西部和农村贫困人群，有些是总体热能摄入不足，有些是膳食构成不合理，谷类所占比例较大，营养不平衡，蛋白质、部分矿物质等营养缺乏。近几年随着经济的发展和营养知识的推广，我国因经济因素造成的营养缺乏现象已越来越少，但另一种营养不良症状，即由营养摄入过度或摄入不平衡而出现的儿童肥胖症或营养缺乏症现象较为严重。那么如何进行饮食调整？

首先，要提高人们的营养意识，认识保障营养安全的重要性；其次，要做到各种营养成分在种类上平衡，在数量上合理，也就是不能偏食，谷类、肉类、蔬菜、水果、豆类、奶制品等要平衡；最后，尽量减少油炸食品、含多糖的甜食及零食的摄入；对于体重已超标的青少年，还要增加运动，控制摄入量。

（汪东风）

80. 哺乳期妇女如何做到饮食均衡？

答：产后哺乳期妇女的饮食营养应遵循以下三个原则：①少食多餐，数量充足：一日 4～5 餐；②品种多样化、营养齐全，增加优质蛋白质、钙、锌、碘、维生素 A、B 族维生素，足够的汤水和适量的肉类摄入；③饮食上热量要充足但不应过剩，减少精制糖和加工食品的摄入，同时及时补充水分。

《中国居民膳食指南》（2016）明确指出哺乳期妇女应该在一般人群多样化膳食的基础上补充 5 条：①增加富含优质蛋白质及维生素 A 的动物性食物和海产品，选用碘盐；②蛋白质营养状况对泌乳有明显影响，动物性食物如鱼、禽、蛋、瘦肉等可提供丰富的优质蛋白质和一些重要的矿物质和维生素。应比孕前每天增加约 80～100 克鱼、禽、蛋、瘦肉（每天总量为220 克）的摄入，必要时可部分用大豆及其制品替代；③每天应增饮 200 毫升牛奶，使总奶量达到 400～500 毫升，以满足哺乳期对钙的需要；④适当增加富含维生素 A 的动物性食物，每周吃1～2 次动物肝脏（总量 85 克猪肝，或总量 40 克鸡肝）；⑤至少每周摄入一次海鱼、海带、紫菜等富含碘或 DHA 的海产品。

（汪曙晖）

81. 如何为婴儿科学添加辅食？

答：辅食的定义是除母乳和配方奶以外的其他各种性状食物，它是用来辅助母乳/配方奶为婴儿提供营养的。给宝宝添加辅食的总原则是：循序渐进。不管是数量还是种类上，都应该由少到多，仔细观察宝宝的适应情况。通常，6个月的宝宝从强化铁的婴儿米糊开始，8～12个月逐渐可以吃蔬菜泥、水果泥、肉泥，1岁后饮食就更加多样化了。每次只适量添加一种新种类，添加的时间一般放在白天，并连续观察3天，这样才能及时且准确地发现宝宝对哪种食物过敏。观察时要密切留意宝宝的进食状态、精神状态、排便情况、皮肤及口腔情况等。如果宝宝出现腹泻、呕吐、流鼻涕、湿疹等反应，就要立即停用这种食物。新种类的食物从1勺开始添加，逐渐增加到2～3勺的用量。添加的辅食还需要由稀到稠、由细到粗、由简单到复杂逐渐过渡，如水状→泥糊状→碎末状→粒块状→条状。

婴儿辅食尤其要注意调味料不宜过早添加，特别是盐和糖，1岁内宝宝增加这些摄入，会给他们的肾脏造成巨大的负担，同时会影响他们对食物本来味道的体验，并对盐糖等产生依赖性。应少用加油的炒、煎、炸的方式做，尽量用煮或蒸的方法，以呈现食物的原本味道。家长还可以通过使用一些天然食物来对宝宝的辅食进行调味，比如西红柿、柠檬等。

　　另外蜂蜜不宜给一岁以内的宝宝添加；整粒的花生、核桃等坚果，吃起来容易呛入气管导致窒息，因此都不可以给 3 岁以内的宝宝食用。

（汪曙晖）

82. 婴幼儿、儿童饮食正常，需要额外补充营养剂吗？

答：市场上的婴幼儿、儿童营养品补充剂琳琅满目，常见的有维生素软糖、牛初乳、鱼肝油、钙镁锌成长营养液等。对于婴幼儿、儿童这个特殊的人群，他们生长发育较快，对营养的需求量大，在某些特殊时期，即使正常哺乳或正常饮食也满足不了孩子生长发育的需求。如母乳喂养期间，即使在母亲正常进食情况下，母乳中维生素 D 的含量也不能满足宝宝的需要，对于小婴儿来说也得不到足够的阳光照射机会，所以宝宝在出生后两周左右就要开始每天服用 400 国际单位维生素 D；但是母乳能提供足够且高吸收率的钙和锌，所以不需额外补充。若刻意补充一种微量元素，钙与锌、铁、铜、镁等肠道吸收途径相同，会造成其他微量元素在肠道的吸收减少，所以才会出现补钙后，血液中锌与铁的水平降低的现象。

最后还是倡导均衡饮食，在特殊的生理阶段可以选择适合自己的、有针对性的营养品，对于一些挑食偏食特别严重的孩子，无法有效全面地从食物中获得营养素，家长可以考虑通过营养素补充剂进行补充。

（汪曙晖）

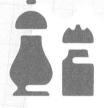

第五部分：
疾病预防与营养

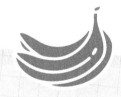

83. 有人说常吃海参可提高免疫能力，海参真有这样的作用吗？哪些食品可提高人体免疫能力呢？

答：海参富含海参多糖、海参皂苷、胶原蛋白、微量元素硒和锌等活性成分，具有补肾益精、养血润燥之功效，对保护人体免疫系统的完整和平衡具有重要作用。这些活性成分通过相互协同作用，对缓解和预防高血压、高血脂、冠心病、肝炎等有良好的效果，还具有增强免疫力、抗肿瘤、清除自由基等功效。所以，长期食用海参可提高机体细胞免疫力，抑制肿瘤细胞的生长和转移，并有助于抗疲劳、延缓机体衰老、美容养颜等。如今，海参已经广泛应用于良性、恶性肿瘤患者的食疗中。

免疫力与整体身心状况有关，并没有哪一种食品能够立刻达到提高免疫力的效果。从食品营养成分上分析，富含蛋白质、维生素、膳食纤维、低聚糖、矿物质等物质的食品，对大多数人都有提高免疫力的作用，这类食品主要有豆制品、奶制品、鱼类、薯类、菌类、果蔬及全谷类食品以及坚果等。但是，某种或某类食品都有各自的营养成分和生物特性，不可能完全符合人体营养的全部需求，任何不良的偏食习惯都会引起免疫力低下。全面均衡的健康饮食、积极而适度的体育锻炼、良好的心态是增强免疫功能的关键所在。

（徐玮）

84. 食物过敏是怎么回事？应注意什么？

答：过敏是指接触（摄取）某种外源物质后所引起的免疫反应，从而导致消化系统或全身性的变态反应。进食少量某种食物所诱发的过敏，就是食物过敏。易导致过敏的食品主要有：

牛乳及乳制品（乳酪、干酪、酪蛋白、乳糖等）；

蛋及蛋制品；

花生及其制品；

大豆和其他的豆类以及各种豆制品；

小麦、大麦、燕麦等谷物及其制品（含面筋、淀粉等）；

鱼类及其制品；

甲壳类及其制品；

果实类（核桃、芝麻等）及其制品。

一旦发生食物过敏，应该注意以下两点：

其一，避免过敏原。一旦确定了过敏原应严格避免再进食该类食品，这是最有效的防治手段。非加工食品应避免过敏原，加工食品应注意食品标签，欧盟、美国的食品过敏原标签法规定，食品生产企业要明确标明其产品是否含有易过敏的食物原料，如牛奶、鸡蛋、花生、坚果、鱼甲壳类（如虾、螃蟹、龙虾）、小麦和大豆。

其二，慎用药物。一般不主张长期用酮替芬、皮质类固醇等来预防过敏。食物过敏症状严重时应立即就医。

（王玉明）

85. 食用易引起人体过敏的食物时，应注意什么？

答：食物过敏是指进食某种食物后自身免疫系统产生的过度反应。食物中能使机体产生过敏反应的抗原分子称为食物过敏原，它们大多为蛋白质。食物过敏原的分布范围非常广泛，目前大约有 160 种食品含有过敏原。已报道不常见的过敏食物有 160 多种，包括主要粮食、蔬菜作物及一些加工食品如啤酒、巧克力等。

虽然一般食品的热加工方法能在一定程度上降低食物过敏原活性，但是食物过敏原在各种加工处理中性质较稳定，无法完全脱除。再者，令敏感个体产生过敏的过敏原是极其微量的，所以合理选择食物才是主要的。因此，过敏人群应避免接触含有过敏原的食品或食物成分，以此来降低食物过敏情况的发生。食品标签中对食品中含有的过敏原进行标注是一项降低食物过敏发生的有效商业措施。在食品标签上注明蛋白质成分种类和来源，可有效避免过敏人群发生误食而产生食物过敏事件。

（王玉明）

86. 高血压与饮食有关吗？得了高血压，饮食要注意什么？

答：有一定关系，但不完全是。引发高血压的危险因素主要包括年龄、遗传背景、糖代谢异常、脂代谢异常、精神因素、饮食和生活习惯等。在诸多的因素当中，饮食是一个很重要的可调节因素。研究表明，饮食中脂肪摄入量以及饱和脂肪比例的增加、食盐摄入量过高、过量饮酒均容易引起高血压。

高血压患者要注意调整膳食结构，控制能量的摄入。日常饮食还需要注意以下问题：①限制食盐的摄入，增加钾、钙、镁、维生素的摄入，限制饮酒量；②减少膳食脂肪和胆固醇的摄入，特别要注意饱和脂肪酸的量和比例，适当增加海产品的摄入；③减少猪肉的摄入，适当增加鱼、禽、兔、牛、羊肉的摄入比例，增加大豆及豆制品在蛋白质中的比例。除此之外，食不过量、维持健康体重、适量运动和合理释放精神压力也很重要。

（王玉明，汪东风）

87. 冠心病患者的饮食原则是什么？

答：遵循"三控二增一禁"的饮食原则。一是控制热能。热能的来源应按糖、脂肪、蛋白质三大营养素的均衡比例分配，如摄入能量过多，超过人体消耗，不仅加重心脏负担，而且易引起肥胖，导致代谢紊乱，是加重冠心病的主要因素之一。因此，要根据个人的情况，坚持从低的原则，做到粗细、荤素搭配，保持热能平衡。二是控制脂肪的摄入。脂肪是人体的重要能源，不能缺乏，但脂肪过多就会储存于体内造成肥胖，久之导致代谢紊乱以及多系统和多内脏的损害，脂肪大都是从饮食摄入，所以，控制脂肪摄入特别重要。三是控制糖类。糖类是机体热能的主要来源，摄入过多可造成热量过高，在体内转化生成脂肪，引起肥胖，血脂升高。一增膳食纤维的摄入。膳食纤维能吸附胆固醇，阻止胆固醇被人体吸收，并能促进胆酸排出，故能降低血胆固醇。所以，在防止冠心病的膳食中应有充足的膳食纤维。二增维生素。维生素 C 能促进胆固醇生成胆酸，从而有降低胆固醇的作用；还能改善冠脉循环，烟酸能扩张血管，防止血栓形成和降血脂。维生素 E 具有抗氧化作用，能阻止不饱和脂肪酸过氧化，保护心肌并改善心肌缺氧，预防血栓发生。一禁烟和酒。烟酒能使心率加快，加重心肌缺氧，烟还有使周围血管收缩的作用，故应禁烟酒。

（左晋桐）

88. 脂溢性脱发与平时吃油脂多有关吗？

答：不一定。脂溢性脱发，中医称之为"发蛀脱发"，又称"蛀发癣"，西医又名"男性型秃发""雄激素源性秃发"。此病好发于 20～30 岁的男性青壮年，亦称"早秃"。脂溢性脱发可以分为急性和慢性两种。急性脂溢性脱发表现为头发油质增多、头皮痒，有头屑或丘疹，毛发在短时间内成撮脱落甚至全部脱光，头皮上可出现小丘疹，多发生在青春期，以男性较多见，治愈后易复发。慢性脂溢性脱发表现为头发油腻发亮，呈涂油状，有大量灰白色糠皮状头屑，头发干燥，缺乏光泽，瘙痒较重，男性头发从前额两侧及头顶部慢慢脱落，几年或十几年后形成秃顶，但不易形成全秃。

脂溢性脱发的发病原因复杂，主要与遗传、雄激素水平、皮脂溢出等多种因素相关。脂溢性脱发与膳食摄入过多油脂成分有一定关系。一般来说，注意饮食的营养均衡，减少油腻食品和甜食的摄入，保持合理的体重，对预防脂溢性脱发是有一定作用的。

（王玉明）

89. 痛风与喝啤酒吃海鲜有关吗？得了痛风后，饮食要注意什么？

答：不一定。一种解释是，海鲜是高蛋白质含量、低脂肪含量的食物，嘌呤含量高，啤酒则含有大量维生素 B_1，是嘌呤分解代谢的催化剂。嘌呤与维生素 B_1 混合在一起，会发生化学作用，导致人体血液中的尿酸含量迅速增加，破坏原来的平衡。尿酸不能及时排出体外，就以钠盐的形式沉淀下来，沉积在关节和软组织中，进而引起关节和组织发炎，严重时形成结石或痛风。另一种解释是，啤酒中的酒精在体内的代谢产物会跟尿酸竞争排出途径，影响了尿酸的排泄。

其实，痛风与喝啤酒吃海鲜关系不大。一般来说，任何可导致尿酸在体内沉积的食物都可能引发痛风，痛风患者在饮食上应注意以下事项：少吃嘌呤含量高的食物（如豆苗、芦笋、香菇、紫菜、动物内脏、鱼类），减少尿酸的代谢产生；多吃富含碳水化合物（碳水化合物可促进尿酸排出）的米饭、馒头、面食等；少吃高脂肪食物（脂肪可减少尿酸排出）；多喝水，促进尿酸排出；禁酒。

（徐玮）

90. 血脂较高的人群，饮食上要注意什么？

答：随着人们生活水平的不断提高，高脂血症患者也越来越多。血脂较高的人群除应注意药物治疗外，还应在饮食上注意以下几点：

其一，要充分认识控制饮食在防治高血脂中的作用。科学研究证实，高脂血症与人们的饮食习惯密切相关，也是心血管系统疾病中常见的重要疾症，通过对高脂血症患者的饮食护理与治疗是综合性治疗和护理中最基本的措施之一。

其二，血脂较高人群在饮食上要注意如下几点：

① 控制总能量的摄入，适度增加运动，保持理想体重。

② 限制脂肪和胆固醇的摄入，特别是减少动物性食物中饱和脂肪酸的摄入。

③ 增加植物性蛋白质的摄入，少吃甜食。

④ 适当增加膳食纤维的摄入或多吃些粗粮。

⑤ 注意补充维生素 C、维生素 E 等富含抗氧化成分的食物，如多吃蔬菜、多饮绿茶，还要注意饮食清淡以及少盐、限酒等。

（汪曙晖）

91. 血糖较高的人群，饮食上要注意什么？

答：现代研究证实，血糖高是多种疾病的疾症之一，并与饮食是否科学合理有密切关系。因此，血糖较高时除药物治疗外，在饮食上应注意以下几点：

① 一般以米、面、蔬菜及豆制品等粗粮为膳食的主成分，如燕麦、麦片、玉米面、大豆及豆制品等，因为这些食物中有较多的无机盐、维生素及蛋白质等，又富含膳食纤维，对控制血糖有利。

② 一般应禁用含糖量高的食物，如糖果、糕点、果酱、蜜饯、冰淇淋、甜饮料等；少吃富含饱和脂肪酸和胆固醇高的制品，如动物油脂、蛋黄和动物内脏等。另外，含糖类较多的土豆、山药、芋头、藕等少用或食用后减少相应的主食量。

③ 饥饱适度，以下一餐就餐前半小时有饥饿感为宜；通过控制食量，保持体重在合理的标准范围。

养成良好的饮食习惯，是防治高血糖等慢性病的可靠保证之一。

（汪曙晖）

92. 血压较高的人群，饮食上要注意什么？

答：现代研究证实，血压高是多种疾病的疾症之一，并与饮食是否科学合理有密切关系。因此，血压较高时除进行药物治疗、注意劳逸结合及身心放松外，在饮食上应注意以下几点：

① 要充分重视控制饮食在防治高血压中的作用。通过对高血压病因和发病机制的深入研究发现，饮食合理与否对防治高血压有重要的作用。要预防高血压，必须要合理的调节饮食。据报道，在美国对于轻型高血压病不用药物只用低钠食物可降低收缩压（SBP）3mmHg、中风的死亡率下降 8%、冠心病的死亡率下降 5%，这表明即便是很小幅度的血压下降也会产生很大的效果。

② 血压较高人群的饮食宜长期坚持清淡，限制脂肪摄入，宜选用含不饱和脂肪酸高的植物油；限制高甜食品的摄入，如糖果、糕点、果酱、蜜饯、冰淇淋、甜饮料等。

③ 要注意饮食的营养平衡，多吃海产鱼类，多吃含钾、钙丰富而含钠低的食品，如马铃薯、茄子、莴笋；多吃含钙高的食

品，如牛奶、酸牛奶、虾皮等；多吃新鲜蔬菜、海带、紫菜等。

④ 限制盐的摄入量；定时定量，少食多餐。控制体重在合理范围内。

总之，应遵守低盐、低脂、低热量，忌烟、忌酒、忌腹饱的原则，并注意饮食结构的合理搭配，是防止高血压等慢性病的可靠保证。

（汪东风）

93. 患糖尿病与吃糖多有关吗？得了糖尿病，饮食要注意什么？

答：糖是一种极易被消化、吸收的食品，也是人体必需的营养素之一。人体摄入糖后，其体内分泌的胰岛素会促进糖代谢，并维持其血糖的正常值。如果吃糖较多，一则会使参与糖代谢的胰岛素增加，胰腺负担过重，促进糖尿病的发生；二则糖摄入过多，糖会转化成脂肪造成肥胖，引发糖尿病。据流行病学的研究，糖尿病的发病率与肥胖呈正相关。因此，少吃糖及预防肥胖，是防治糖尿病的有效方法。

糖尿病是一种终身疾病，一旦患上糖尿病，除需要药物治疗外，还应从饮食、运动等各方面来控制血糖，其中科学饮食尤其重要。饮食要注意以下几点：

① 控制总能量的摄入。能量以维持或略低于理想体重所需为宜。

② 控制糖类的摄入。每日糖类总量应控制在 200 ～ 350 克，过多或过少都不利于血糖的控制。另外，为防止血糖的快速升高，可选择血糖指数较低的食物。

③ 限制总脂肪的摄入，特别是动物性脂肪的摄入。

④ 适宜增加优质蛋白质（如大豆蛋白、动物性蛋白）的摄取，但肾功能不良者应遵医嘱。

⑤ 不饮酒，不吸烟，在控制饮食总量的前提下，少量多餐（两餐之间加一餐）。

不同的食物的血糖生成指数不同，请在相关网站上查找自己常吃的食物血糖生成指数，并以此选择食物及控制摄入量。

（汪曙晖）

94. 民间有"喝粗老茶防治糖尿病"一说，有科学依据吗？

答：有。中国及日本民间常用粗老茶治疗糖尿病。据报道，在日本用 30 年以上树龄的茶树老叶制成的茶叶，经糖尿病患者饮用一段时间后，可使尿糖减少、症状减轻。此外，用茶多糖进行动物实验后，发现茶多糖的确有降低血糖、增强免疫能力等作用；茶多糖与一定量的茶多酚配合可预防糖尿病。

因此，民间的"喝粗老茶防治糖尿病"一说是有一定科学依据的。但由于粗老茶口感差，每天饮用量又很大，直接喝粗老茶来防治糖尿病，很不方便，也很不现实，需要用科技方法，使茶叶中茶多糖含量提高，达到喝茶防治糖尿病的效果。

（汪东风）

95. 服药期间常禁忌的食物有哪些？

答：食物的摄入不仅会对部分药物的吸收产生很大影响，还会产生错综复杂的相互作用，这种相互作用有的可以使药物效力增强，有的会产生副作用，削弱药效，影响治疗效果。例如，服用阿司匹林等药物时不能喝酒或果汁；吃黄连素药物时不能喝茶；吃布洛芬药物时不能喝咖啡或可乐；吃某些抗生素药物时，不能喝牛奶或果汁等。因此，一些药物的服用时间会有饭前、饭后、空腹等特别的限制。

因为食物中所含的成分十分复杂，所以食物与药物之间的相互作用也十分复杂。为了减少由饮食不当引起的药源性损害或治疗失败，服药期间应特别注意相应的饮食禁忌，在自身不甚明了时应仔细阅读药物说明书或咨询医师，谨遵医嘱。在我国尚没有深入系统地开展药物与食物成分之间相互作用的研究，在部分发达国家已经建立起较为成熟的食品药品相互作用的数据库及专业网站，可供医师及普通大众浏览查询，为服药期间的饮食禁忌提供专业指导，可做参考。

（王玉明）

96. 如何辨别身体存在钙等矿物质缺少的问题呢？

答：钙是人体生长发育所必需的矿物质，它既是生物体内重要的结构组织成分，又是参与调节细胞多种生理作用的因子。根据中国营养学会 2016 年版《中国居民膳食营养素参考摄入量》，我国推荐的钙日需要量为：成人 800 毫克。那么如何辨别身体存在钙等矿物质缺少的问题呢？其判断方法如下：

① 根据一定时期内食物的摄取种类和量，查阅食物成分表，计算之后便可得出初步的判断。

② 通过医院的检查，如骨密度测定等方式，了解自身是否缺钙。

③ 根据身体各种症状，如肌肉痉挛、抽搐，儿童长期缺钙会导致"O"形、"X"形腿以及鸡胸等。另外，缺钙者也易患龋齿，影响牙齿质量。

如果缺钙或想预防缺钙，建议平时应多吃一些奶制品、豆腐、虾皮，多喝骨头汤等。　　　　　　　　　（王玉明，汪曙晖）

97. 患上胆结石或肾结石与饮食有关吗？患有结石后，在饮食上该如何注意？

答：有一定的关系。饮食习惯影响结石形成的主要因素是：

① 结石的形成与饮食关系密切，进食低纤维、高热量食物者胆囊结石的发病率明显增高。因为这类食物会增加胆汁胆固醇饱和度，容易诱发胆结石。

② 结石的形成是由饮食中可形成结石的有关成分摄入过多引起的。草酸积累直接导致肾结石的形成，草酸或嘌呤含量高的食物易导致肾结石，而脂肪与蛋白质含量高的食物则在结石形成中起辅助作用。

良好的饮食习惯能够降低结石发病率。在饮食上应注意以下几点：

① 养成饮水习惯。因为多饮水可增加尿量，稀释尿中的结晶，使其容易排出体外。

② 注意膳食平衡。过多摄入高蛋白质、高糖和高脂肪的食物，会增加结石形成的危险性。

③ 减少草酸的摄入。对于草酸含量高的部分叶菜类，如菠菜，食用时应该通过焯水等方法去除草酸。

④ 合理三餐。研究发现，三餐不正常的人，胆汁容易变得浓稠，容易结晶，也就容易有胆结石。已被诊断有胆结石的患者，尤应严格注意。

⑤ 多摄入高膳食纤维食物。蔬菜、水果及完全谷物等食物富含膳食纤维。高膳食纤维可阻止胆固醇吸收，减少胆固醇结石形成。

⑥ 限制胆固醇的摄入量。尤其是限制动物内脏及蛋黄等胆固醇含量高的食物摄入。

⑦ 多食富含维生素 A、维生素 C 及维生素 E 的蔬菜及水果。这三种维生素对于预防胆结石有相互关联的作用。

（王玉明）

98. 青少年发生痤疮问题应当如何调整饮食？

答：痤疮是毛囊皮脂腺的慢性炎症性疾病，在青春期时非常普遍，人体在这个特殊阶段的激素变化会导致雄性激素分泌过多、皮脂腺分泌过多的皮脂、角质过度增生、微生物过度繁殖和炎症感染。良好的饮食习惯可以帮助青少年平衡激素，同时降低受到感染的风险，轻微的痤疮单纯通过调整饮食和生活习惯就可以得到比较有效的改善。针对痤疮问题，最重要的营养素是维生素 A、B 族维生素、维生素 C、维生素 E 和锌。维生素 A 可以减轻皮肤过度角质化的状况；维生素 B_3 和维生素 B_6 可以抑制油脂分泌，维生素 B_3 还可以帮助恢复皮肤屏障，皮炎的发生与维生素 B_1 和维生素 B_2 的缺乏相关；维生素 E 有助于皮肤创伤的恢复愈合。同时，推荐摄入大量的新鲜水果、蔬菜和大量的水。富含硫的食品，如鸡蛋、洋葱、大蒜等也对治疗痤疮有益处。有痤疮问题的青少年应当避免摄入辛辣刺激性食物、烟酒、高糖食品、油炸食品和高脂肪食品。

（汪曙晖）

99. 防控新冠病毒疫情期间应如何注意日常饮食的安全与营养？

答：2020 年一场突如其来的新型冠状病毒防控阻击战在中华大地骤然打响，面对疫情，普通老百姓的日常居家防护显得尤为重要。在做好对外防护消毒的同时，对抗病毒还需要提升自身的免疫力。中华医学会肠外肠内营养学分会给出了《关于防治新型冠状病毒感染的饮食营养专家建议》，建议疫情期间每天的饮食种类要丰富，保证充足营养和热量，特别是新鲜的蔬果和高蛋白类食物，在平时的基础上需要加量；适量多饮水，每天不少于 1500 毫升；饮食不足、老人及慢性消耗性基础疾病患者建议适当服用营养补充剂来均衡营养；新冠肺炎流行期间不要节食，不要减重等。

另外，严禁食用野生动物，它们营养价值不高，还有各种已知和未知的致病风险。目前我国已经建立起一整套野生动物保护的相关法律制度全面禁止非法野生动物交易，革除滥食野生动物的陋习，切实保障人民群众生命健康安全。

同时值得注意的是，随着国外疫情的暴发和冷库环境适合新冠病毒长期存活等多方面情况出现，国外进口的冷链食品越来越暴露出巨大的安全性问题。建议要去正规超市或市场选购冷链食品，不要采购没有明确信息来源的冷链食品。选购冷链食品时应正确佩戴口罩，避免徒手接触食品表面，购物后要及时用肥皂或洗手液清洗双手。厨房要保持通风，建议经常对厨房的台面和其他物体表面清洁并擦拭消毒。要做到生熟分开，处理、存放冷冻冰鲜食品所用的容器、刀具和砧板等应单独放置。冷冻冰鲜食品放置冰箱冷冻室保存，注意存放时间，并与熟食分开存放。烹调食用冷冻冰鲜食品时应烧熟煮透，尽量避免生吃、半生吃、酒泡、醋泡或盐腌后直接食用。

（汪曙晖）

100. 食品营养会影响到个人的
心理健康吗？

答：一般来说，我们都知道健康的食物对我们的身体是有益的，健康的饮食会帮助我们维持标准体重，预防高血糖、高血脂等一系列疾病。事实显示，健康的食物不仅会影响个人的身体健康还会影响个人的心理健康。营养素不仅构建神经系统的组织形态，而且直接影响各项神经功能的形成，对大脑的结构和功能至关重要，因此，它们对个人的心理健康具有潜在的深远影响。这些营养素包括必需脂肪酸（特别是 Omega-3 和 Omega-6）、B 族维生素（维生素 B_3、维生素 B_6、维生素 B_9 和维生素 B_{12}）、氨基酸、锌镁铁等矿物质、维生素 D、以植物为基础的抗氧化剂（如多酚类）、微生物制剂等。

据世界卫生组织（WHO）的调查，孤独症、暴力、抑郁症、自杀等心理健康问题都呈上升趋势，特别是在青年人当中。营养素的缺乏、抗营养因子如铅镉等重金属或化学添加剂的过量使用，都会引起心理健康问题。儿童表现为智力发育受影响，成年人则表现为应激适应能力和对恶劣环境的耐受能力下降。反过来，心理因素也会影响食物的消化吸收，甚至诱发器质性病变。

（汪曙晖）